Gernot Wilhelm

# MEDIZINISCHE OMINA AUS ḪATTUŠA IN AKKADISCHER SPRACHE

Studien zu den Boğazköy-Texten

Herausgegeben von der Kommission für den Alten Orient
der Akademie der Wissenschaften und der Literatur
Heft 36

Gernot Wilhelm

# Medizinische Omina aus Ḫattuša in akkadischer Sprache

1994

Harrassowitz Verlag · Wiesbaden

Gefördert durch
das Bundesministerium für Forschung und Technologie, Bonn,
und das Ministerium für Wissenschaft und Weiterbildung
des Landes Rheinland-Pfalz, Mainz

Die Deutsche Bibliothek - CIP-Einheitsaufnahme

**Wilhelm, Gernot:**
Medizinische Omnia aus Ḫattuša in akkadischer Sprache /
Gernot Wilhelm. - Wiesbaden : Harrassowitz, 1994
(Studien zu den Boğazköy-Texten ; H. 36)
ISBN 3-447-03414-9
NE: GT


Gedruckt auf alterungsbeständigem Papier
(Textteil: Fa. Nordland Papier GmbH, Dörpen/Ems,
Tafelteil: Fa. Zanders, Bergisch-Gladbach)
Gesamtherstellung: Hubert & Co., Göttingen
Printed in Germany

ISSN 0585-5853
ISBN 3-447-03414-9

# INHALTSVERZEICHNIS

# VORWORT

Die Nachlese akkadischer literarischer Texte aus Boğazköy, die der Verfasser in KBo XXXVI ediert hat, enthält unter den Textnummern 50–53 zwei größere und zwei kleinere Fragmente, die teils direkt, teils indirekt an bereits publizierte und unter CTH Nr. 537 („Présages médicaux") zusammengestellte Stücke dieser Gattung anschließen. Das dadurch erzielte bessere Verständnis der Texte legte eine Bearbeitung nahe, zumal die medizinischen Omina aus Boğazköy zwar von René Labat in seiner Bearbeitung der kanonischen Serie medizinischer Omina (SA GIG) und sonst (s. unten S. 4, Anm. 25) erwähnt, aber weder von ihm noch von anderer Seite detailliert behandelt worden sind.

Die Bearbeitung, die hier vorgelegt wird, hat eine doppelte Absicht: Zum einen soll sie die in jüngster Zeit wieder aufgegriffene Arbeit an der Serie SA GIG und die von I. L. Finkel zu Recht als wünschenswert empfundene Neuedition[1] durch Bereitstellung des einschlägigen Materials aus Boğazköy unterstützen. Zum anderen soll sie einen Beitrag zum besseren Verständnis der Rezeption babylonischer Literatur in Ḫattuša und der ihr zugrundeliegenden Traditionswege leisten; aus diesem Grunde werden die Texte nicht nur in Transliteration und Übersetzung präsentiert, vielmehr werden außerdem die Besonderheiten von Paläographie, Syllabar, Graphotaktik und Grammatik sowie die Entsprechungen in der kanonischen Serie und in den sonstigen, nicht-kanonischen Texten aufgeführt, letzteres freilich unter dem Vorbehalt, daß hier eine Beschränkung auf das publizierte Material erfolgen mußte und auch dabei der Stand der Aufarbeitung und der Erschließung des mesopotamischen Materials von dem Ziel einer vollständigen Erfassung der Parallelstellen Abstand zu nehmen verlangte. Der Verfasser hofft, daß auch das vollständige Glossar, das in hethitologischen – anders als in akkadistischen – monographischen Textbearbeitungen eine Selbstverständlichkeit geworden ist, bei der weiteren Untersuchung der Traditionsgeschichte von Nutzen sein wird.

Drei Fragmente, die in KUB XXXVII, Vorwort S. IV, Nr. 194, 196, 197, als diagnostische Omina klassifiziert sind, sowie auch KUB XXXVII 199

---

1 I. L. Finkel, in: Gs. Sachs, 145 Anm. 21.

und KBo XXXVI 43, die Formulierungen medizinischer Omina enthalten[2], wurden nicht aufgenommen, da ihre Zugehörigkeit zu der Textgattung zweifelhaft scheint bzw. zu wenig verständlicher Kontext enthalten ist. Alle hier aufgenommenen Texte bis auf Fragment H wurden am Original und/oder am Photo überprüft.

Es ist mir eine angenehme Pflicht, Herrn Professor Dr. Heinrich Otten dafür zu danken, daß er meine intensivere Beschäftigung mit den akkadischen Texten aus Boğazköy angeregt, mit stetem Interesse verfolgt und nach Kräften unterstützt hat. Insbesondere bin ich ihm dankbar für die großzügige Genehmigung zur Konsultation der Sammlungen des Boğazköy-Archivs der Akademie der Wissenschaften und der Literatur zu Mainz. Frau Christel Rüster hat dankenswerterweise meiner Bitte entsprochen, einzelne Stellen von Fragmenten zu kollationieren, die ich bei meinen Arbeiten an den Kopien zu KBo XXXVI nicht selbst eingesehen habe. Frau Jeanette Fincke M. A., Würzburg, danke ich für ihre Hilfe bei der Sammlung von Parallelstellen. Schließlich gebührt ein Wort des Dankes Herrn Professor Dr. Franz Köcher, der in KUB XXXVII mehrere Fragmente medizinischer Omina ediert hat und von dem ich als Student und Assistent eine Hinführung zur medizinischen Keilschriftliteratur erfahren habe, wie sie fachkundiger nicht hätte sein können.

2 KUB XXXVII 199 1: [... *i-n*]*a* UD 3.KAM BA.ÚŠ; 3: [... *iš-tu* SAG].DU-*šu a-di* GÌR.MEŠ-*šu*; für KBo XXXVI 43 cf. dort Inhaltsübersicht S. V.

# ABKÜRZUNGSVERZEICHNIS

| | |
|---|---|
| A | Tontafelsignatur des Oriental Institute, Chicago. |
| AfO | Archiv für Orientforschung. Berlin, Graz 1926 ff. |
| AHw | W. von Soden, Akkadisches Handwörterbuch. Wiesbaden 1959–81. |
| AkkSyll | W. von Soden – W. Röllig, Das akkadische Syllabar (AnOr 42), Roma 1991$^{4}$. |
| AMT | R. Campbell Thompson, Assyrian Medical Texts. London 1923. |
| AnOr | Analecta Orientalia, Roma, 1931 ff. |
| AS | Assyriological Studies. Chicago 1931 ff. |
| BAM | F. Köcher, Die babylonisch-assyrische Medizin in Texten und Untersuchungen, Berlin 1963 ff. |
| BM | Tontafelsignatur des British Museum, London. |
| Bo | Tontafelsignatur der Ausgrabungen in Boğazköy/Ḫattuša 1906–1911. |
| BWL | W. G. Lambert, Babylonian Wisdom Literature. Oxford 1975$^{3}$. |
| CAD | The Assyrian Dictionary of the Oriental Institute of the University of Chicago. Chicago 1956 ff. |
| CT | Cuneiform Texts from Babylonian Tablets in the British Museum. London 1896 ff. |
| CTH | E. Laroche, Catalogue des textes hittites. Paris 1971. |
| Emar VI | D. Arnaud, Textes sumériens et accadiens (Recherches au pays d'Aštata, Emar VI. 1–3. Éditions Recherche sur les Civilisations, „synthèse" no. 18). Paris 1985–1986; Textes de la bibliothèque, transcriptions et traductions (Recherches au pays d'Aštata, Emar VI. 4. Éditions Recherche sur les Civilisations, „synthèse" no. 28). Paris 1987. |
| Fs. Otten$^{1}$ | Festschrift Heinrich Otten, hrg. von E. Neu und Ch. Rüster. Wiesbaden 1973. |
| GAG | W. von Soden, Grundriß der akkadischen Grammatik (AnOr 33, 47). Rom 1969$^{2}$. |
| GKT | K. Hecker, Grammatik der Kültepe-Texte (AnOr 44). Rom 1968. |
| Gs. Sachs | A Scientific Humanist. Studies in Memory of Abraham Sachs, ed. by E. Leichty e. a. (Occasional Publications of the Samuel Noah Kramer Fund 9), Philadelphia 1988. |
| HAB | F. Sommer – A. Falkenstein, Die hethitisch-akkadische Bilingue des Ḫattušili I. (Labarna II.) (ABAW, Phil.-hist. Abt., NF 16). München 1938. |
| HED | J. Puhvel, Hittite Etymological Dictionary. Berlin 1984 ff. |

| | |
|---|---|
| HKL | R. Borger, Handbuch der Keilschriftliteratur I-III. Berlin 1967–75. |
| HS | Historische Sprachforschung 101 ff. (Fortsetzung von KZ). Göttingen 1988 ff. |
| HW² | J. Friedrich† – A. Kammenhuber, Hethitisches Wörterbuch. Zweite völlig neu bearbeitete Auflage. Heidelberg 1975 ff. |
| HZL | Ch. Rüster – E. Neu, Hethitisches Zeichenlexikon (StBoT Beiheft 2). Wiesbaden 1989. |
| IBS | Innsbrucker Beiträge zur Sprachwissenschaft. Innsbruck 1970 ff. |
| JCS | Journal of Cuneiform Studies. New Haven 1947 ff. |
| JKF | Jahrbuch für kleinasiatische Forschungen. Heidelberg 1950 ff. |
| K. | Tontafelsignatur der Kuyunjik-Sammlung des British Museum, London. |
| KAR | E. Ebeling, Keilschrifttexte aus Assur religiösen Inhalts I-II (Wissenschaftliche Veröffentlichungen der Deutschen Orient-Gesellschaft 28, 34). Leipzig 1915–23. |
| KBo | Keilschrifttexte aus Boghazköi. Leipzig, Berlin 1916 ff. |
| KMI | E. Ebeling, Keilschrifttexte medicinischen Inhalts I–II. Berlin 1922–23. |
| KUB | Keilschrifturkunden aus Boghazköi. Berlin 1921 ff. |
| KZ | (Kuhns) Zeitschrift für Vergleichende Sprachforschung. Berlin, Göttingen 1852 ff. |
| LKU | A. Falkenstein, Literarische Keilschrifttexte aus Uruk. Berlin 1931. |
| MLC | Tontafelsignatur der J. Pierpont Morgan Library Collection. |
| Msk | Tontafelsignatur der Ausgrabungen in Meskene/Emar. |
| PBS | Publications of the Babylonian Section, University Museum, University of Pennsylvania. Philadelphia 1911 ff. |
| RA | Revue d'Assyriologie et d'Archéologie orientale. Paris 1884 ff. |
| RlA | Reallexikon der Assyriologie. Berlin (/Leipzig) 1932 ff. |
| RWAG-G | Rheinisch-Westfälische Akademie der Wissenschaften, Geisteswissenschaften, Vorträge. Opladen. |
| SAK | Studien zur Altägyptischen Kultur. Hamburg 1973 ff. |
| SCO | Studi Classici e Orientali. Pisa 1952 ff. |
| SpTU | Spätbabylonische Texte aus Uruk (Ausgrabungen der Deutschen Forschungsgemeinschaft in Uruk-Warka). Berlin 1976 ff. |
| SSU | Acta Universitatis Upsaliensis, Studia Semitica Upsaliensia. Uppsala 1968 ff. |
| StBoT | Studien zu den Boğazköy-Texten. Wiesbaden 1965 ff. |
| STT | O. R. Gurney – J. J. Finkelstein, The Sultantepe Tablets I. London 1957; O. R. Gurney – P. Hulin, The Sultantepe Tablets II. London 1964. |
| Syria | Syria. Revue d'art oriental et d'archéologie. Paris 1920 ff. |
| TDP | R. Labat, Traité akkadien de diagnostics et pronostics médicaux I–II. Paris/Leiden 1951. |

| | |
|---|---|
| THeth | Texte der Hethiter. Heidelberg 1971 ff. |
| TLB | Tabulae cuneiformes a F. M. Th. de Liagre Böhl collectae I–IV. Leiden 1954–65. |
| VAT | Tontafelsignatur des Vorderasiatischen Museums, Berlin. |
| W | Tontafelsignatur der Ausgrabungen in Warka/Uruk. |
| YOS | Yale Oriental Series. New Haven 1915 ff. |
| ZA | Zeitschrift für Assyriologie und verwandte Gebiete (seit 1950: ... und Vorderasiatische Archäologie). Leipzig, Berlin 1886 ff. |
| 2 NB | Tontafelsignatur der Ausgrabungen in Nippur, 2. Kampagne 1949/50. |
| .../a, .../b, etc. | Tontafelsignatur der Ausgrabungen in Boğazköy/Ḫattuša 1931–1967. |

# EINLEITUNG

Die Korrespondenz hethitischer Großkönige mit den Herrschern Ägyptens und Babyloniens läßt eine hohe Wertschätzung der medizinischen Kenntnisse jener Länder am Hofe von Ḫattuša erkennen. Ḫattušili III. erbat sich von Ramses II. die Hilfe ägyptischer Ärzte[3], und gleichzeitig waren babylonische Ärzte gern gesehene Gäste in Hatti[4]. In Tafelkatalogen findet sich die Erwähnung einer hurritischen Ärztin namens Azzari[5]. Auch wenn es durchaus eine einheimisch-hethitische Medizin gab[6], galten die medizinischen Kenntnisse der traditionsreichen Kulturländer Ägypten und Mesopotamien offenkundig als überlegen, und entsprechend umfangreich ist die medizinische Literatur unter den in Boğazköy tradierten Texten mesopotamischer Herkunft.

Das einschlägige Material ist allerdings nur in geringem Umfang und stark fragmentarischem Zustand auf uns gekommen. Die Tafelkataloge der Bibliotheken von Ḫattuša jedoch, insbesondere der aus paläographischen Gründen ins 13. Jh. zu datierende Katalog KUB VIII 36[7], vermitteln einen guten Eindruck von der beträchtlichen Zahl medizinischer Werke in der Hethiterhauptstadt. In den meisten Fällen handelt es sich bei den dort registrierten Tafeln zwar um hethitischsprachige Texte, doch lassen diese zumindest in einigen Fällen erkennen, daß es sich um Übersetzungen aus dem Akkadischen handelt. Dies ist wohl am deutlichsten bei dem Werk [*m*]*ān antuḫšan* SU'ĀLU *e*[*pzi*][8] („Wenn einen Menschen der Husten ergreift"), da dessen Titel genau dem akkadischen *šumma amīlu su'ālu iṣbassu*[9] entspricht.

---

3 E. Edel, Ägyptische Ärzte und ägyptische Medizin am hethitischen Königshof (RWAW-G 205), Opladen 1976.

4 Cf. KBo I 10+ Rs. 34–48; Bearbeitung des Textes insgesamt: A. Hagenbuchner, THeth 16, 1989, 281–300; zur Stelle: H. M. Kümmel, StBoT 3, 1967, 97 f.; E. Edel, l. c. 112–123; G. Beckman, JCS 35, 1983, 106 f.

5 Cf. H. Otten / Ch. Rüster, „Ärztin" im hethitischen Schrifttum, in: Fs. Nimet Özgüç, Ankara 1993, 539–541.

6 Cf. C. Burde, StBoT 19, 1974; G. Beckman, RlA 7, 1987–1990, 629–631.

7 Cf. E. Laroche, CTH S. 188 ff.; C. Burde, l. c. 38–43.

8 KUB VIII 36 Vs. II 15′.

9 DIŠ NA *su-a-lu*$_4$ DAB-*su* BAM VI 548 I 17. Für die kanonische Serie *šumma amīlu su'āla maruṣ* cf. F. Köcher, BAM VI, S. XXVI–XXXI.

Die akkadischsprachigen medizinischen Werke, die in Bruchstücken erhalten sind, haben insbesondere Augenkrankheiten (CTH 809[10]), aber auch Zahnkrankheiten[11], innere Krankheiten[12], die *ṣētu*-Krankheit[13] und andere zum Gegenstand. In die Nähe dieser medizinischen Texte im engeren Sinne sind auch die Serien *šumma amīlu kašip* „Wenn ein Mensch behext ist" (CTH 803)[14] und *ana pišerti kišpi* „Zur Lösung von Zauberei" (CTH 804[15]) zu stellen, die ganz nach Art der medizinischen Werke genaue therapeutische Anweisungen liefern und deren Befolgung mit der Prognose *inêš/iballuṭ* „er wird gesund werden" verbinden. Da es in der Vorstellungswelt des Alten Orients keine klare Grenze zwischen Medizin und Magie gibt, ist hier auch auf das akkadischsprachige Heilungsritual bei der *li'bi šadî* genannten Krankheit (CTH 811[16]) zu verweisen, in dem die therapeutischen Maßnahmen ganz hinter die magischen Verrichtungen zurücktreten, sowie auf die Sammlung von Ritualen KBo XXXVI 29 // 34, die auch therapeutische Rezepte enthalten, überwiegend aber magische Praktiken beschreiben, die bei dämonenverursachten Krankheiten angezeigt sind.

Ein beträchtlicher Teil dieser Literatur ist in Ausprägungen der Keilschrift geschrieben, die deutlich von denen der hethitischen Schreiber in Ḫattuša abweichen. Teilweise findet sich eine bis zur Übereinstimmung gehende Nähe zu dem in Mittani gebräuchlichen Duktus, teilweise verraten sich aber auch assyrische Einflüsse. Genauere Untersuchungen hierzu stehen erst in den Anfängen. Es darf jedoch angenommen werden, daß es sich bei diesen Tafeln um Importe oder um in Ḫattuša angefertigte Niederschriften fremder Schreiber handelt und daß die Herkunft dieser Tafeln bzw. ihrer Schreiber meist nicht in Babylonien[17] zu suchen ist, sondern in Assyrien, Mittani oder

---

10 Zu KUB XXXVII 12 (+) 15 gehört nach Schrift und Tafelgestalt o. A. auch KBo VIII 2; die Zugehörigkeit der Fragmente KUB XXXVII 13, 16 und 17 ist möglich, aber nicht sicher.

11 KBo XXXVI 37.

12 KUB IV 49 Vs. II.

13 KUB IV 54.

14 Auch im Tafelkatalog KUB XXX 55 Rs. III? 9 erwähnt: I ṬUP-PU BE LÚ *ka-ši-ip*; cf. E. Laroche, CTH S. 174. Für Exemplare aus Assur und Ninive cf. F. Köcher, BAM IV, S. XXI Nr. 369.

15 Dazu KBo XXXVI 38.

16 Dazu KBo XXXVI 35.

17 Aus Babylonien stammen sicherlich die von A. Falkenstein, ZA 45, 1939, 8–41, bearbeiteten Fragmente von Tafeln mit Beschwörungen des Enki-Asalluḫi-Typs (dazu auch KBo XXXVI 13, 15, 16 und 19).

Syrien. Daß aber auch hethitische Gelehrte diese Werke gründlich rezipierten, zeigt die erwähnte Übersetzertätigkeit und Katalogisierung ebenso wie eine im hethitischen Duktus der zweiten Hälfte des 13. Jhs. geschriebene Tafel medizinischen Inhalts, deren akkadischer Text mit hethitischen, luwischen und hurritischen Glossen durchsetzt ist[18].

Angesichts dieser Wertschätzung der medizinischen Kenntnisse Mesopotamiens nimmt es nicht wunder, daß auch die Gattung der diagnostisch-prognostischen, kurz medizinischen Omina in Ḫattuša Interesse fand. Diese Vorzeichenkunst ist in Mesopotamien bis in die altbabylonische Zeit zurückzuverfolgen[19], und auch aus der zweiten Hälfte des 2. Jahrtausends v. Chr. liegen uns einige Textzeugen vor, und zwar aus Nippur[20], Emar[21], Assur[22] – in diesem Falle ist die Datierung ungewiß – und insbesondere Ḫattuša. Alles in allem sind die medizinischen Omina im 2. Jahrtausend aber nur schlecht bezeugt. Große Bedeutung und Verbreitung erhielt diese Gattung erst im 1. Jahrtausend, nachdem der Gelehrte Esagil-kīn-apli aus Borsippa zur Zeit des Königs Adad-apla-iddina (1067–1046 v.Chr.) das überkommene Material gesammelt, gesichtet, geordnet und in der Form einer 40 Tafeln umfassenden Serie mit dem Titel SA GIG kanonisiert hatte[23]. Dabei legte er im Hauptteil, der Unterserie *ana marṣi ina ṭeḫê-ka* „Wenn du dich dem Kranken näherst", das Prinzip *a capite ad calcem* (TA *muḫ-ḫi* EN GÌR.MIN.M[EŠ][24]) zugrunde, das er auch bei der Redaktion der physiognomischen Omina (Serie *alandimmû*) anwandte. Die kanonische Serie, die auch nach der ersten Zeile der 1. Tafel *enūma ana bīt marṣi āšipu illaku* „Wenn der Beschwörungspriester zum Haus des Kranken geht" genannt wurde, ist mit zahlreichen Textzeugen aus Babylon, Borsippa, Uruk, Assur, Ninive und Sultantepe vertreten.

Die medizinischen Omina des 2. Jahrtausends kennen die Anordnung *a capite ad calcem* noch nicht. Eine Serie, die denselben Titel wie die 2. Unterserie der kanonischen Serie trug (*ana marṣi ina ṭeḫê-ka*), ist für das

18 KUB XXXVII 1 (CTH 808); cf. F. Köcher, AfO 16, 1952–53, 47–56.

19 TLB 2, 21.

20 Nippur: PBS II/2, 104, sowie 2 NB 336, cf. R. Labat, Syria 33, 1956, 119–130.

21 Msk 74122 a; cf. D. Arnaud, Emar VI. 1, Paris 1985, S. 301 (Autographie), VI. 4, Paris 1987, S. 315 ff., Nr. 694 (Transkription, Übersetzung und Kommentar).

22 Assur: KAR 211.

23 Bearbeitung von R. Labat, TDP; für wichtige Korrekturen und Ergänzungen cf. J. V. Kinnier Wilson, Iraq 18, 1956, 130–146; 19, 1957, 40–49; 24, 1962, 52–62; E. Leichty, AfO 24, 1973, 82–86; I. L. Finkel, in: Gs. Sachs, 143–159.

24 Cf. Finkel, l. c. 148 f., 157 Z. 25′.

Nippur der Kassitenzeit belegt[25]; sie enthält gänzlich andere Omina als die entsprechende Tafel der kanonischen Serie, und ihre Ordnungsprinzipien sind unklar. Die medizinischen Omina aus Ḫattuša sind ebenfalls nicht nach den in den Omenprotasen genannten Körperteilen geordnet. Es hat dagegen den Anschein, als sei die Zusammenstellung der Omina öfter von der Apodosis bestimmt, ohne daß dies als durchgängiges Anordnungsprinzip gelten dürfte:

| | | |
|---|---|---|
| Tafel A | Vs. 1 (?)-3 | *paṭār murṣi* |
| | Rs. 4′-11′, 13′ | BA.ÚŠ |
| Tafel B | Vs. 8′, 11′, 12′ (??), 14′-16′, Rs. 1 | ŠU GN (meist Ištar) |
| Tafel C | Vs. 6′, 7′, 9′ | ŠU dXXX |
| | Vs. 10′, 13′ | ŠU dUTU |
| | Rs. 7′, 9′ (?), 10′ | *ṣibit* d*Iṭemme* |
| Fragment D 1 | Vs.? 4′-8′ | BA.ÚŠ |
| Fragment G | Rs. 4′, 7′ | ŠU dGAŠAN (= Ištar) |
| Fragment K | Vs. 3′, 5′, 6′ | BA.ÚŠ |

Das Prinzip der Zusammenstellung medizinischer Omina nach der Diagnose oder Prognose ist besonders deutlich bei einer Tafel aus Assur (KAR 211), die leider nicht datiert ist, aber nach ihren Zeichenformen verhältnismäßig alt zu sein scheint.[26] Nach einem Abschnittsstrich auf der Vorderseite folgen ausschließlich Omina mit der Deutung ŠU GN „Hand des Gottes …“, und zwar, soweit erhalten, stets „Hand des Sîn“ (14, 16, 18, 20, 21, 22). Traditionen medizinischer Omina, die nicht dem von Esagil-kīn-apli angewandten Prinzip folgen, haben sich bis in die Spätzeit gehalten, wie die zweisprachige, sumerisch-akkadische Omensammlung SpTU III 86[27] zeigt, deren Symptomenbeschreibungen sich auf unterschiedliche Körperteile beziehen, während die Prognosen in dem erhaltenen Textstück ausnahmslos „der Kranke wird nicht gesund werden“ (lútu-ra-bi nu-ti-e // *marṣa šū ul iballuṭ*) lauten.

25 R. Labat, Syria 33, 1956, 119–130.

26 Die im Kolophon genannten Personen – so der Schreiber der Tafel, Ninurta-kudurri-uṣur, Sohn des Sîn-mušēpi, sowie Amēl-Gula – sind anscheinend sonst nicht bezeugt; cf. H. Hunger, AOAT 2, 78 Nr. 230 und Index S. 146–156. Die Tafel (VAT 10235) wird von O. Pedersén, Archives and Libraries in the City of Assur, Part I–II (SSU 6 und 8), Uppsala 1985 und 1986, im Index, Part II, S. 169, nicht aufgeführt.

27 Niederschrift aus dem 15. Jahr eines Dareios (506 oder 408); cf. E. von Weiher, SpTU III, S. 130.

Die meisten Fragmente akkadischer medizinischer Omina aus Ḫattuša, für die Fundortangaben vorliegen, stammen von Büyükkale, und zwar aus dem Gebäude A oder aus sekundären Fundlagen in der Nähe dieses Gebäudes. Der fragmentarische Kolophon der Tafel A mit der Angabe *ul qati* „ist nicht beendet" zeigt an, daß die medizinischen Omina bereits in einer Tafelserie zusammengefaßt waren. Mehrere Fragmente wurden – gleichfalls in sekundärer Fundlage – im nördlichen Teil der Burganlage gefunden, so Fragment K im Tafelschutt im Bereich des Gebäudes E und die Fragmente D 2, L und M im Bereich der Gebäude C, D und H. Für J 1 könnte eine Herkunft von Büyükkale vermutet werden, da dieses Fragment manche Übereinstimmungen mit Tafel A aufweist, zu der es vielleicht sogar gehört. Die Herkunft des Fragments N muß offen bleiben; aufgrund des Übungscharakters des Textes[28] nimmt das Stück eine Sonderstellung ein. Es darf jedenfalls festgestellt werden, daß die Gattung der medizinischen Omina in akkadischer Sprache für die Tafelsammlungen des Großen Tempels und des Hauses am Hang nicht nachzuweisen ist.

Die Untersuchung der Paläographie, des Syllabars, der Graphien und der Grammatik, die im folgenden Abschnitt vorgenommen werden soll, zeigt, daß die Mehrzahl der Tafeln von einem oder mehreren Schreibern der Ḫattuša-Schule in der zweiten Hälfte der Großreichszeit geschrieben wurde. Einige Texte (H, M, N) dagegen gehen auf Schreiber der mittanischen Tradition zurück. Dazu paßt gut, daß der Schreiber von Fragment N einen hurritischen Namen trägt; auch er hat aber wohl in Ḫattuša gearbeitet, da Fragment N zu einer Übungstafel gehört, die kaum importiert worden sein dürfte. Freilich mag die Lebenswirklichkeit des Alten Orients auch Umstände geschaffen haben, die andere Erklärungen zulassen, doch entzieht sich dies wissenschaftlicher Rekonstruktion.

Die Sprache der Texte ist ein Mittelbabylonisch mit assyrischen Einflüssen, wie sie auch das im Mittani-Reich und in Nordsyrien geschriebene Akkadische aufweist. Es deutet sich damit auch für die Gattung der medizinischen Omina ein Traditionsweg von Babylonien über Mittani bzw. das mittanisch beeinflußte Syrien nach Ḫattuša an, ein Traditionsweg, dem die Bibliotheken von Ḫattuša den größeren Teil ihrer akkadisch-literarischen Bestände verdanken dürften.

---

28 Die Vorderseite der Tafel enthält isolierte Wörter und Wendungen wie (Vs. III 1, 4–10) $^{d}$Asal-lú-ḫi, *ka-ia-ma-nu* „ständig", ⌜*ša*⌝ KUR.KUR-*ti* „der Länder", *i-na a-ṣe-e-ka* „wenn du hinausgehst", *el-lu-tu*$_4$ „reine", ŠU.MEŠ-*ka* „deine Hände", *i-na bi-ti-ka* „in dein(em) Haus", *i-na e-re-bi-ka* „wenn du eintrittst" (möglicherweise zur vorigen Zeile gehörig).

# SCHRIFT UND SPRACHE DER TEXTE

## a) Paläographie

Die meisten der hier bearbeiteten Tafelfragmente, nämlich A–G und J 1, zeigen einen Duktus, wie er bei hethitischen Schreibern der jüngeren Großreichszeit gebräuchlich ist. Für die Fragmente K und L dürfte dasselbe gelten, doch ist zu wenig Text für eine sichere Aussage erhalten. Die Fragmente H, J 2 und N dagegen (möglicherweise auch M) gehen, wie unten gezeigt werden soll, wahrscheinlich auf Schreiber zurück, die in der Tradition der mittanischen Schreiberschule stehen. Das Fragment N ist eine Schülertafel, die von einem Schreiber mit dem hurritischen Namen Agi(t)-teššup ($^{m}$A-⌈*gi*-$^{d}$IŠKUR⌉, Rs. 11′) geschrieben wurde.

Bei keinem Text sind die Charakteristika des mittelhethitischen Duktus festzustellen, wie sofort bei Betrachtung der Zeichenformen von E, SAG, ID, DA und anderen deutlich wird.

Die Fragmente A–G und J 1 zeigen im Erscheinungsbild untereinander so große Ähnlichkeiten, daß die Vermutung naheliegt, es handele sich um Niederschriften eines und desselben Schreibers oder doch von verschiedenen Schreibern gleicher Schulung. Es sind folgende paläographisch auffällige Merkmale zu beobachten:

Bei einigen Zeichen werden nur die jüngeren Zeichenformen verwendet; dies ist der Fall bei:

TAR Für Belege s. S. 14.
ZU A[29] Vs. 6′ (2 ×), B Vs. 10′, C Vs. 11′, J 1 5′; für weitere Belege s. S. 11.

Andere Zeichen erscheinen stets in ihrer älteren Gestalt; dies gilt für ḪA, das stets zwei Winkelhaken besitzt, für GI, bei dem der hintere Teil noch nicht die Form eines ḪI hat, und für EN, das stets noch den kleinen senkrechten Keil unter dem waagerechten aufweist.

---

29 Da für eine Überprüfung in den meisten Fällen die Phototafeln in diesem Heft zur Verfügung stehen, wird auf Zitation nach Editionsnummern verzichtet.

| | |
|---|---|
| ḪA | A Rs. 4 a′, 7′, 10′, B Vs. 2′, C Vs. 4′, D 2 Vs.? 9′, Rs.? 9, G Vs. 3′, 5′, Rs. 8′ |
| GI | B Rs. 2[30], G Rs. 11′ |
| EN | B Vs. 14′, D 2 Vs.? 5′, 13′ |

Bei den meisten Zeichen jedoch, die in der jüngeren Großreichszeit eine gegenüber den älteren Zeichenformen deutlich veränderte Gestalt haben, begegnen in den Fragmenten A–G und J 1 sowohl die älteren als auch die jüngeren Formen. Dies gilt allerdings nur für die Gruppe der Fragmente als ganze, da wegen des geringen Umfangs nicht auf jedem Fragment alle einschlägigen Zeichen, schon gar nicht in beiden Formen, begegnen.

| | | |
|---|---|---|
| LI | alt | A Vs. 9 (2×), 11, 16, Rs. 3 |
| | | B Vs. 12′ |
| | | C Vs. 8′, 10′, 11′ |
| | | E 2′ |
| | | J 1 3 |
| | jung | A Rs. 5′, 9′ |
| | | G Rs. 4′ |
| AK | alt | C Vs. 3′ |
| | jung | A Vs. 14 |
| | | B Rs. 4 |
| IK | alt | B Vs. 6′ |
| | jung | A Rs. 8′ |
| DU | alt | B Vs. 5′, 9′, Rs. 7 |
| | | C Vs. 9′ |
| | jung | A Rs. 5′ |
| | | B Vs. 16′ |
| AL | alt | B Vs. 6′ |
| | jung | A Vs. 18, 19 |
| | | F Rs. 4′ |

Das Fragment J 2 weicht davon deutlich ab; es verwendet „junges LI“ (Z. 2′), „junges AK“ (Z. 10′) und das auch in Texten der späten Großreichszeit seltene LA mit nur einem waagerechten Keil am Anfang (Z. 3′). Als Datierungskriterium sind diese Zeichenformen allerdings nur zu verwenden, wenn es sich um Niederschriften von Schreibern der Ḫattuša-Schule handelt. Die Zeichenformen als solche sind außerhalb von Ḫattuša bereits wesentlich

30 Die Kopie ist hier nach dem Photo Tafel IV zu korrigieren.

früher, nämlich seit der spätaltbabylonischen Zeit, bezeugt[31]. Auch das Zeichen ŠA (Z. 2′) hat (nach Photo) nicht die in Ḫattuša übliche Form, sondern die mittanische[32]. Darüber hinaus zeigen die Zeichen Ú (Z. 9′) und Ù (Z. 10′) eine eigentümliche Gestalt, für die HZL keine Parallele bietet. Fragment J 2 geht daher wohl auf einen fremden Schreiber zurück, so daß den „jungen" Zeichenformen hier kein Datierungswert zukommt. Es wäre von hohem Interesse, müßte aber an umfangreicherem als dem hier behandelten Material untersucht werden, ob und in welchem Maße damit zu rechnen ist, daß hethitische Schreiber bei der Abschrift akkadischer Texte mittanischer Herkunft die Zeichenformen der Vorlagen zu imitieren suchten; wäre dies der Fall, hätte der Nachweis „junger" Zeichenformen für akkadische literarische Texte aus Ḫattuša grundsätzlich keinen Datierungswert, da die mittanischen Vorlagen die „jungen" Zeichenformen von LI, AK, LA und anderen auch dann aufweisen dürften, wenn sie ins 14. Jahrhundert oder noch früher zu datieren wären.

Bei Fragment H[33] stellt sich die Situation ähnlich dar: Hier findet sich ebenfalls „junges" AK (Z. 2, 4) und das Zeichen LA mit nur einem waagerechten Keil am Anfang (Z. 9) – LI begegnet in dem erhaltenen Textstück nicht –, dazu kommen „junges" ḪA (Z. 5, 8) und „junges" IK (Z. 2). Das Zeichen DU zeigt die Form, die es im Mittel- und Neuassyrischen sowie in Mittani hat und die mit keiner der verschiedenen Varianten, die unter HZL Nr. 128 gebucht sind, identisch ist. Das Zeichen KU beginnt, abweichend von der normalen hethitischen Form, mit einem senkrechten Keil und weist vier Waagerechte auf, wie dies ebenfalls im m/nA und in Mittani der Fall ist. Schließlich zeigt ŠA die mittanische (und babylonische) Form, so daß alles dafür spricht, daß es sich bei Fragment H um die Niederschrift eines Schreibers handelt, der in der Tradition einer Mittani-Schule steht.

Auch der Schreiber des Fragments N, Agi(t)-teššup, steht deutlich in mittanischer Tradition. Dafür sprechen dieselben Merkmale, wie sie Fragment H bei den Zeichen AK (Rs. 4′), IK (Rs. 6′), KU (Rs. 7′) und ŠA (Rs. 10)

31 Cf. G. Wilhelm, SAK 11, 1984, 646–649 (S. 648, 6. Zeile von unten, und S. 649, Anm. 17, 6. Zeile, lies: „spät*alt*babylonische(n)"; S. 651, Tabelle, statt AG lies: AL; S. 652, Korrekturzusatz 2, 3. Zeile von unten, lies: „Zeichenformen *mit denen* der Amarna-Briefe").

32 Dieser Terminus wird hier nur gewählt, um die Übereinstimmung der Zeichenform mit denen der Tušratta-Briefe zu kennzeichnen, ohne jedoch eine Aussage über die Herkunft der Schreiber zu implizieren.

33 Leider stand für dieses Fragment kein Photo zur Verfügung, so daß die folgenden Aussagen unter dem Vorbehalt der Korrektheit der Autographie gemacht werden.

zeigt. Dazu kommen „junges“ LI (Vs. III 12, Rs. 2′, 8′), „junges“ AL (mit Winkelhaken im Zentrum) (Rs. 8) sowie die nichthethitischen Formen bei DA (mit zwei Senkrechten am Ende, Rs. 7′) und UM (mit drei Senkrechten am Ende, Rs. 10′). Auch das Zeichen TA zeigt in Rs. 2′ und 10′ (nicht aber in Z. 4′!) eher eine mittanische als eine hethitische Form.

Auch Fragment M zeigt mittanisches ŠA (Z. 8′, 9′), ist aber insgesamt zu wenig umfangreich, um weitergehende Schlüsse zu erlauben.

## b) Syllabar

Das Syllabar weist die für Texte der Randgebiete charakteristischen Lautwerte auf, die sich aus der Nichtberücksichtigung der Sonoritätsopposition bei Verschlußlauten ergeben. */pe/* und */pi/* werden noch durch BI dargestellt, PI findet sich nur in den hethitisch/luwischen Glossen für *u̯a*. *Für /q/* werden noch die *g*- und *k*-haltigen Zeichen verwendet, nur QA ist vereinzelt belegt:

| | | |
|---|---|---|
| PA | *pa* | KUB XXXVII 193 (= A) Vs. 1, KUB XXXIV 6 (= A) Rs. 10′, KBo XXXVI 52 (= B) Rs. 4 |
| | *bá* | KBo XXXVI 50 Vs. 6′, 8′, Rs. 8′ (= A Vs. 9, 11, Rs. 9′), KUB IV 14 (= J1) 1, 2 |
| BA | *ba* | KUB XXXVII 190 (= C) Vs.! 3′ |
| | *pá* | KUB XXXVII 31 (= H) 2, 4 |
| BI | *pí* | KUB IV 14 (= J1) 4, KUB XXXVII 187 (= J2) 3′ |
| | *pé* | KUB XXXVII 31 (= H) 2 |
| PI | *u̯a* | KBo XXXVI 50 Rs. 12′ (= A Rs. 13′) (Glosse) |
| BUR | *bur* | KBo XXXVI 52 (= B) Vs. 17′, KUB XXXVII 187 (= J2) 15′ |
| | *pur* | KUB XXXVII 31 (= H) 3, KUB XXXVII 200 (= K) Vs. 2′ |
| TA | *ta* | KUB XXXIV 6 Vs. 2′ (= A Vs. 10) und sonst |
| | *dá* | KUB XXXVII 190 (= C) Vs.! 4′ (?), KUB IV 14 (= J1) 4 |
| | *ṭá* | KBo XXXVI 50 Rs. 13′ (= A Rs. 14′), KUB XXXVII 195 (= D1) 10′, KBo IX 49 (= D2) Vs.? 7′ |
| DA | *da* | KBo XXXVI 50 Vs. 8′ (= A Vs. 11), KUB XXXIV 6 (= A) Rs. 5′, KUB XXXVII 211 (= B) Vs. 6′, KBo XXXVI 52 (= B) Vs. 9′, KUB IV 53 (= N) Rs. 7′ |

| | | |
|---|---|---|
| TE | *te* | KUB IV 53 (= N) Rs. 3′ und sonst |
| | *de*$_4$ | KUB XXXVII 190 (= C) Vs.! 9′ |
| | *di*$_{12}$ | KBo XXXVI 50 Rs. 14 (= A Rs. 15′) |
| | *de*$_4$/*di*$_{12}$ | KUB XXXVII 187 (= J2) 14′ |
| | *ṭe*$_4$ | KUB XXXVII 31 (= H) 9 |
| TI | *ti* | KUB XXXVII 191 Rs. 2′ (= F Rs. 3′) |
| | *de*$_9$ | KUB XXXVII 192 Vs. 3′ (= B Vs. 5′) |
| | *dì* | KBo XXXVI 52 (= B) Vs. 15′ |
| DI | *di* | KBo XXXVI 53 (= C) Vs. 9′ |
| TU | *tu* | KUB XXXVII 193 (= A) Vs. 3, KBo XXXVI 50 Rs. 6′ (= A Rs. 7′), KUB XXXVII 190 (= C) Vs.! 9′, KUB XXXVII 187 (= J2) 4′ |
| DU | *du* | KBo XXXVI 50 Rs. 4′ (= A Rs. 5′), KUB XXXVII 31 (= H) 6 |
| | *tù* | KUB XXXIV 6 Vs. 6′ (= A Vs. 14) |
| TAB | *tab* | KUB XXXVII 202 6′ (= L Vs.? 8′) |
| | *dáb* | KBo XXXVI 50 Vs. 5′ (= A Vs. 8) |
| TUM | *du*$_4$ | KUB XXXVII 193 (= A) Vs. 5 |
| TUR | *dur*$_x$ | KUB XXXVII 31 (= H) 10 |
| KA | *ka* | KUB XXXVII 190 (= C) Vs.! 8′, KBo XXXVI 53 (= C) Vs. 10′, KUB XXXVII 31 (= H) 6 |
| | *qà* | KBo XXXVI 52 (= B) Vs. 12′ |
| GA | *kà* | KUB XXXIV 6 Vs. 2′ (= A Vs. 10), Rs. 7, KBo XXXVI 50 Vs. 7′, 8′, Rs. 2′, 5′, 9′ (= A Vs. 10, 11, Rs. 3′, 6′, 10′) |
| | *qá* | KUB XXXVII 193 (= A) Vs. 1, KBo XXXVI 50 Rs. 4′ (= A Rs. 5′), KUB XXXIV 6 (= A) Rs. 10′, KBo XIV 59 (= G) Rs. 7′ |
| QA | *qa* | KBo XXXVI 51 Rs. 4′ (= A Rs. 18′), KUB IV 14 (= J1) 6 |
| | *ka*$_4$ | KUB XXXIV 6 (= A) Rs. 6′ |
| KI | *qí* | KBo IX 49 (= D2) Rs.? 5 |
| GI | *kè* | KBo XXXVI 52 (= B) Rs. 2, KBo XIV 59 (= G) Rs. 11′ |
| KU | *ku* | KUB XXXVII 200 (= K) Vs. 2′ |
| | *qú* | KUB XXXVII 195 (= D1) 12′, KBo IX 49 (= D2) Vs.? 17′ |
| GU | *gu* | KUB IV 53 (= N) Rs. 5′ |
| KAB | *kab* | KUB XXXVII 31 (= H) 1 |
| | *kap* | KBo XXXVI 50 Vs. 12′, 13′ (= A Vs. 15, 16), KUB XXXIV 6 (= A) Rs. 9′ |
| | *qáb* | KBo IX 49 (= D2) Vs.? 15′, KUB XXXVII 120 (= E) 2′ |

| | | |
|---|---|---|
| GAD | *kat* | KBo XXXVI 50 Rs. 8′ (= A Rs. 9′) |
| GAL | *kál* | KBo XXXVI 50 Rs. 2′ (= A Rs. 3′) (?), KUB XXXVII 192 Vs. 4′ (= B Vs. 6′), KBo XXXVI 52 (= B) Rs. 3 |
| GAZ | *kaṣ* | KUB XXXIV 6 Vs. 7′, 8′ (= A Vs. 15, 16), KUB XXXVII 211 (= B) Vs. 3′, KBo XXXVI 52 (= B) Vs. 10′, 14′ |
| GUL | *kúl* | KBo IX 49 (= D2) Rs.? 15, KUB XXXVII 191 Rs. 6′ (= F Rs. 7′) |

Bei den Sibilanten werden die *z*-haltigen Zeichen teilweise für *s*- und *ṣ*-haltige Silben mitbenutzt, wie dies dem älteren akkadischen Syllabar entspricht, daneben werden aber auch schon SI, SU und ZÉ (für *ṣe/i*) verwendet. *Die š*-haltige Reihe und die *s/z*-haltigen Reihen werden nicht promiscue gebraucht.

| | | |
|---|---|---|
| ZA | *sà* | KBo XXXVI 50 Rs. 4′ (= A Rs. 5′), KUB XXXVII 193 Rs. 2′ (= A Rs. 14′), KUB XXXVII 190 (= C) Vs.! 9′, 10′ |
| ZI | *ṣí* | KBo XXXVI 51 (= A) Vs. 2, 3, KBo XXXVI 50 Rs. 13′ (= A Rs. 14′), KBo IX 49 (= D2) Rs.? 14 |
| ZU | *sú* | KBo IX 49 (= D2) Vs.? 17′ |
| | *ṣú* | KBo XXXVI 50 Vs. 11′, Rs. 3′, 14′ (= A Vs. 14, Rs. 4′, 15′), KUB XXXVII 120 (= E) 3′, KUB XXXVII 31 (= H) 10 |
| SI | *si* | KUB XXXVII 190 (= C) Vs.! 10′ |
| SU | *su* | KBo IX 49 (= D2) Vs.? 9′ |
| ZÉ | *ṣe* | KBo IX 49 (= D2) Vs.? 13′ |
| | *ṣi* | KUB XXXVII 190 Rs.! 6′ (= C Rs. 9′) |

Die Opposition der Zeichenpaare, die /*e*/ und /*i*/ unterscheiden, wie EL : IL, ME : MI etc. wird oft nicht beachtet, sei es, daß auf das eine der beiden Zeichen ganz verzichtet wird (IL, NE), sei es, daß eines von beiden (ŠE, TE) oder beide (ME, MI) promiscue gebraucht werden. Der verhältnismäßig geringe Umfang der Texte muß aber bei der Wertung des Befundes mitberücksichtigt werden.

| | | |
|---|---|---|
| EL | *el* | KUB XXXIV 6 (= A) Rs. 11′ |
| | $il_5$ | KBo XXXVI 51 Rs. 3′ (= A Rs. 17′), KUB XXXVII 190 (= C) Vs.! 6′ |
| ME | *me* | KUB XXXIV 6 (= A) Rs. 8′ und sonst |
| | *mì* | KBo XXXVI 50 Vs. 7′, 9′, 12′, 13′ (= A Vs. 10, 12, 15, 16), KUB XXXIV 6 Vs. 7′ (= A Vs. 15), KUB XXXVII 211 (= B) Vs. 2′, KUB IV 14 (= J1) 5 |

| | | |
|---|---|---|
| MI | *mi* | KUB XXXVII 193 (= A) Vs. 4 und sonst |
| | *mé* | KBo XXXVI 52 (= B) Vs. 11′ |
| NI | *ni* | KUB XXXVII 190 (= C) Vs.! 6′, 10′ |
| | *né* | KBo IX 49 (= D 2) Vs.? 13′, KBo XXXVI 52 (= B) Rs. 1 |
| EN | *en* | KBo IX 49 (= D 2) Vs.? 13′ |
| | *in*$_4$ | KBo XXXVI 52 (= B) Vs. 14′, KBo IX 49 Vs.? (Glosse) |
| IN | *in* | KUB XXXVII 195 (= D 1) 8′ (Glosse) |
| ŠE | *še* | KUB XXXVII 193 (= A) Vs. 1, KUB XXXIV 6 Vs. 1′ (= A Vs. 9), Rs. 10′, KBo XXXVI 52 (= B) Rs. 4, KUB IV 14 (= J 1) 3 |
| | *ši*$_x$ | KBo XXXVI 50 Vs. 7′, 9′ (= A Vs. 10, 12) |
| ŠI | *ši* | KUB XXXVII 193 (= A) Vs. 4, KBo XXXVI 50 Vs. 2′, 9′ (= A Vs. 5, 12), KBo XIV 59 (= G) Vs. 2′, KUB IV 14 (= J 1) 1, 2, KUB IV 53 (= N) Rs. 6′ und sonst |
| EŠ | *eš* | KUB XXXVII 190 Rs.! 5′ (= C Rs. 8′), KBo IX 49 (= D 2) Rs.? 7 |
| | *iš* | KUB XXXIV 6 (= A) Rs. 7′, KBo XXXVI 50 Rs. 9′ (= A Rs. 10′) |
| IŠ | *iš* | KBo XXXVI 51 (=A) Vs. 5′, KUB XXXVII 190 (= C) Vs.! 9′, KUB XXXVII 187 (= J 2) 4′, KUB IV 53 (= N) Rs. 3′ |
| TE | *te* | KUB XXXVII 191 Rs. 4′ (= F Rs. 5′) und sonst |
| | *ti*$_7$ | KUB XXXIV 6 (= A) Rs. 8′, KUB XXXVII 31 (= H) 9 |
| | *di*$_{12}$ | KBo XXXVI 50 Rs. 14 (= A Rs. 15′) |
| TI | *ti* | KUB XXXIV 6 Vs. 13′ (= A 21), KUB XXXVII 192 Vs. 4′ (= B Vs. 6′) und sonst |

Insgesamt werden verhältnismäßig wenig KVK-Zeichen verwendet. Soweit es sich um seltene oder gar neue Lautwerte handelt, ergeben sie sich aus der oben angesprochenen Nichtberücksichtigung der Sonoritätsopposition in der Schrift, in einem Falle möglicherweise durch die ebenfalls in den „Randgebieten“ nicht selten feststellbare Neutralisierung des Vokals bei KVK-Zeichen. Von den Lautwerten, die nach der Beobachtung W. von Sodens in den „Randgebieten“ häufig, in Babylonien dagegen nicht verwendet werden[34], begegnet in der vorliegenden Textgruppe nur *kúl* (GUL).

34 W. von Soden, UF 11, 1979, 746.

| | | |
|---|---|---|
| BAL | *bal* | KUB XXXVII 192 Vs. 5′ (= B Vs. 7′), KUB XXXVII 190 (= C) Vs.! 8′, KUB XXXVII 195 (= D 1) 9′, 11′, KBo IX 49 (= D 2) Vs.? 8′, Rs.? 17, KUB XXXVII 187 (= J 2) 8′ |
| | *pal* | KUB XXXIV 6 (= A) Rs. 6′, KUB XXXVII 193 (= A) Vs. 5 (Glosse) |
| DAM | *dam* | KUB XXXVII 211 (= B) Vs. 3′ |
| DUR | *dur* | KBo XXXVI 50 Rs. 3′ (= A Rs. 4′) |
| KAB | *kab* | KUB XXXVII 31 (= H) 1 |
| | *kap* | KBo XXXVI 50 Vs. 12′, 13′ (= A Vs. 15, 16), KUB XXXIV 6 (= A) Rs. 9′ |
| | *qáb* | KBo IX 49 (= D 2) Vs.? 15′, KUB XXXVII 120 (= E) 2′ |
| GAD | *kat* | KBo XXXVI 50 Rs. 8′ (= A Rs. 9′) |
| GAL | *gal* | KBo XXXVI 50 Vs. 5′ (= A Vs. 8), KUB XXXIV 6 (= A) Rs. 3′, KBo XXXVI 50 Rs. 2′ (= A Rs. 3′)(?) |
| | *kál* | KUB XXXVII 192 Vs. 4′ (= B Vs. 6′), KBo XXXVI 52 (= B) Rs. 3 |
| GÁN | *kán* | KUB XXXIV 6 Vs. 5′ (= A Vs. 13), KUB IV 53 (= N) Rs. 4′ |
| | | KUB XXXVII 190 + KBo XXXVI (= C) Vs. 7′ (Glosse) |
| GAZ | *kaṣ* | KUB XXXIV 6 Vs. 7′, 8′ (= A Vs. 15, 16), KUB XXXVII 211 (= B) Vs. 3′, KBo XXXVI 52 (= B) Vs. 10′, 14′ |
| GUL | *kúl* | KBo IX 49 (= D 2) Rs.? 15, KUB XXXVII 191 Rs. 6′ (= F Rs. 7′) |
| | $kal_{x}$? | KBo IX 49 (= D 2) Rs.? 7 |
| ḪAR | *ḫur* (*ḫar*?) | KUB XXXVII 195 (= D 1) 8′ (Glosse), KBo IX 49 (= D 2) Vs.? 5′ (Glosse) |
| IGI | *lim* | KUB XXXVII 192 Vs. 4′ (= B Vs. 6′) |
| KAL | *lap* | KBo IX 49 (= D 2) Rs.? 6 |
| KAM | *kam* | KUB XXXVII 187 (= J 2) 9′ |
| KAR | *kar* | KUB IV 14 (= J 1) 1, 2 |
| LIŠ | *liš* | KUB XXXVII 189 (= M) 8′, 9′, KUB XXXVII 193 (= A) Vs. 5? (Glosse) |
| | $li_{12}$? | KUB XXXVII 193 (= A) Vs. 5 (Glosse) |
| MAḪ | *maḫ* | KUB XXXVII 191 Rs. 5′ (= F Rs. 6′) |
| NAB | *nab* | KUB XXXVII 187 (= J 2) 8′ |
| | *nap* | KBo IX 49 (= D 2) Rs.? 9, KUB XXXVII 31 (= H) 8 |
| SAR | *šar* | KBo IX 49 (= D 2) Vs.? 14′ (Glosse) |

| | | |
|---|---|---|
| TAB | *tab* | KUB XXXVII 202 6′ (= L Vs.? 9′) |
| | *dáb* | KBo XXXVI 50 Vs. 5′ (= A Vs. 8) |
| TAG | *šum* | KUB XXXVII 190 (= C) Vs.! 8′, KBo XIV 59 (= G) Rs. 1′ |
| TAR | *tar* | KBo XXXVI 50 Rs. 14′ (= A Rs. 15′), KUB XXXVII 193 (= A) Vs. 2, 5 (Glossen), KUB XXXVII 190 (= C) Vs.! 5′, 6′ (Glosse), KBo XXXVI 50 Rs. 12′ (= A Rs. 13′) (Glosse), KBo IX 49 (= D 2) Vs.? 14′ (Glosse) |
| TIM | *ṭem* | KUB XXXVII 190 Rs.! 4′, 7′ (= C Rs. 7′, 10′) |
| TUM | *du*$_4$ | KUB XXXVII 193 (= A) Vs. 5 |
| TUR | *dur*$_x$ | KUB XXXVII 31 (= H) 10 |

Neben der Schreibung *i-na* und *a-na* begegnen auch vereinzelt *ina* und *ana*; cf. Glossar.

c) Graphien

Die Texte zeigen gelegentlich Doppelkonsonanzen, die von der akkadischen Grammatik nicht gefordert werden:

*dam-ma* KUB XXXVII 211 (= B) Vs. 3′ für *dāma* „Blut"
[*š*]*a-pu-ul-li-šú* KUB XXXVII 187 (= J 2) 2′, *ša-pu-ul-li-šu* KUB IV 14 (= J 1) 3 *šapūlu* „Leisten(gegend)"
*im-mì-it-ti* KUB IV 14 (= J 1) 5 für *imitti* „rechte Seite"
*kaṣ-ṣí* KUB XXXIV 6 Vs. 7′ (= A Vs. 15); ⌜*kaṣ*⌝-[*ṣí*] KUB XXXIV 6 Vs. 8′ (= A Vs. 16); *kaṣ-ṣí-ma* KUB XXXVII 211 (= B) Vs. 3′; *kaṣ-ṣí-ma* KBo XXXVI 52 (= B) Vs. 10′ für *kaṣi* „ist kalt"
*ki-i*[*ṣ-ṣi-ir*] KBo XXXVI 52 (= B) Vs. 12′ für *kiṣir* „Knoten; Gelenk"
*pur-ru-uk-ku* KUB XXXVII 200 (= K) Vs. 2′ für *purrukū* „liegen quer"
*zu-um-mu-ur-šu* KBo XXXVI 52 (= B) Vs. 10′; [*zu-u*]*m*-[*mu-u*]*r*-⌜*šú*⌝ KUB XXXVII 190 (= C) Vs.! 10′; *zu-um-mu-ur-šú* KBo XXXVI 53 (= C) Vs. 11′ für *zumur-šu*.
$^{d}$*Ni-in*-⌜*nu*⌝-*ú*[*r-ta*] KUB XXXVII 192 Vs. 6′ (= B Vs. 8′) für Ninurta.

In den ersten beiden Fällen könnte es sich um eine phonologisch motivierte Schreibung handeln, wenn hier eine Quantitätenmetathese zugrundeliegt. Die Erklärung der beiden Fälle *damma* und *kaṣṣi* durch Ansatz verkürzter Lautwerte verbietet sich mangels jeglicher Parallelen, sieht man von dem selten und nur spät bezeugten Lautwert DAM = *da*$_4$ (AkkSyll Nr. 301) ab.

Das gleiche Phänomen begegnet auch sonst in akkadischen Texten aus Boğazköy, deren Niederschrift auf hethitische Schreiber zurückgeht, allerdings insbesondere bei solchen, die aus mittelhethitischer Zeit und der Zeit Šuppiluliumas I. stammen.[35] Die Schreibung *kaṣ-ṣí* hat eine Parallele in der akkadischen Fassung des Testaments Ḫattušilis I. (*ka-aṣ-ṣí*[36]).

Irreguläre plene-Schreibungen von Vokalen sind so selten, daß die wenigen Belege als unmotivierte Fehler gewertet werden können: *ma-a-li* KBo XXXVI 50 Rs. 4′ (= A Rs. 5′) für *mali* (*malû* G Stativ); *i-ta-na-aš-ša-a-aš* KUB XXXIV 6 Vs. 6′ (= A Vs. 14) für *ītanaššaš*.

Ansonsten werden Vokale häufig plene geschrieben, und zwar sowohl bei Kontraktionslänge als auch bei natürlicher Länge. Insbesondere die Dualendungen werden überwiegend plene geschrieben.

**Kontraktionslänge:**

*ikkallû*: *ik-kál-lu-u* KUB XXXVII 192 Vs. 4′ (= B Vs. 6′)
*kalâma*: *ka-la-a-ma* KUB XXXIV 6 Vs. 3′ (= A Vs. 11)
*mākālû*: *ma-ka-le-e* KUB XXXVII 190 (= C) Vs.! 8′
*malâ*: *ma-*⌜*la*⌝*-a* KUB XXXVII 191 Rs. 8′ (= F Rs. 9′), *ma-la-*⌜*a*⌝ KUB XXXIV 6 (= A) Rs. 5′
*imât*: *i-ma-a-at* KUB XXXVII 190 (= C) Vs.! 5′
*našâ*: *na-ša-a* KUB XXXVII 202 3′ (= L Vs.? 4′)
*ittanaplakkâ*: *it-ta-na-pal-ka*$_4$*-a* KUB XXXIV 6 (= A) Rs. 6′
*šamê*: *ša-me-e* KUB XXXIV 6 (= A) Rs. 8′
Cf. aber:
*puquddê*: [*pu-q*]*ú-ud-de*$_9$ KUB XXXVII 192 3′ (= B Vs. 5′)

**Naturlänge:**

*ikkalā-šu*: *ik-kà-la-a-šu* KUB XXXIV 6 (= A) Rs. 7′, *ik-kà-la-a-šu* KBo XXXVI 50 Rs. 9′ (= A Rs. 10′); cf. aber [*ik-kà*]?-⌜*la-šu*⌝ KBo XXXVI 50 Rs. 13′ (= A Rs. 14′)
*dāmu*: *da-a-mu* KUB XXXVII 211 (= B) Vs. 6′, *mu-dá-a-šu* (sic!) KUB IV 14 (= J 1) 4
*ḫurbāšu*: ⌜*ḫu*⌝*-ur-ba-a-šu* KUB XXXVII 190 (= C) Vs.! 3′

---

35 Cf. G. W. Durham, Studies in Boğazköy Akkadian, Dissertation Harvard University 1976, 379–385; G. Wilhelm, ZA 78, 1988, 103 mit Anm. 20.

36 KUB I 16 Vs. I 6; cf. auch *ka-aṣ-ṣa-ti* ibid. 11.

*kilallū: ki-la-al-lu-u* KUB XXXIV 6 Vs. 10′ (= A Vs. 18), 11′ (= A Vs. 19), *k[i-la-al]-l[u]-⌜u⌝* KUB XXXIV 6 Vs. 12′ (= A Vs. 20)
*kišādu*: *ki-ša-a-dì-šu* KBo XXXVI 52 (= B) Vs. 15′
*lā*: *la-a* passim, cf. Glossar
*mūtu*: *mu-ú-ti* KBo XXXVI 52 (= B) Vs. 11′
*nāru*: *na-a-⌜ri⌝* KBo IX 49 (= D 2) Vs.? 9′
*unāš*: *ú-na-a-aš* KUB XXXVII 190 (= C) Vs.! 7′
*paṭāru*: *pa-ṭá-a-ar* KBo XXXVI 50 Rs. 13′ (= A Rs. 14′)
*sāmu*: *sà-a-mu* KUB XXXVII 193 Rs. 2′ (= A Rs. 14′), *sà-a-mi* KBo XXXVI 50 Rs. 4′ (= A Rs. 5′). *sà-a-am* KUB XXXVII 190 (= C) Vs.! 10′
*ṣētu: ṣe-e-ti* KBo IX 49 (= D 2) Vs.? 13′
*šāru*: *[ša]-a-ar* KUB XXXIV 6 Vs. 11′ (= A Vs. 19), 12′ (= A Vs. 20), *[ša]-⌜a-ar⌝* KUB XXXIV 6 Vs. 10′ (= A Vs. 18), *⌜ša-a-ar⌝* KUB XXXVII 195 (= D 1) Vs.? 5′
*šimītān*: *ši-mi-ta-a-a[n* KUB XXXVII 193 (= A) Vs. 4
*šū*: *šu-ú* KUB IV 53 (= N) Rs. 3′
*šumēlu*: *šu-me-e-li* KUB XXXIV 6 (= A) Rs. 9′
*zūtu*: *zu-ú-ta* KBo XXXVI 50 Vs. 3′ (= A Vs. 6)
Cf. aber:
*maqtā*: *ma-aq-ta* KBo XXXVI 52 (= B) Rs. 4
*napḫā*: *nap-ḫa* KBo IX 49 (= D 2) Rs.? 9, *nap-ḫa* KUB XXXVII 31 (= H) 8

**Dual:**

*burkā-šu*: *bur-kà-a-šu* KBo XXXVI 50 Rs. 5′ (= A Rs. 6′)
*ēnā-šu*: *[e-na]-⌜a⌝-šu* KUB XXXIV 6 (= A) Rs. 3′, *[e-n]a-⌜a⌝-šu* KUB XXXIV 6 (= A) Rs. 5′, *e-na-a-šu* KBo XXXVI 50 Rs. 4′ (= A Rs. 5′), 5′ (= A Rs. 6′)
*kerrā-šu*: *ke-er-ra-a-šu* KBo XXXVI 50 Rs. 5′ (= A Rs. 6′), *ke-er-ra-a-šu* KBo XXXVI 52 (= B) Rs. 4, *kè-er-ra-a-šu* KBo XXXVI 52 (= B) Rs. 2
*qātā-šu*: *qá-ta-a-šu* KUB XXXIV 6 (= A) Rs. 10′, *qa-ta-a-šu* KUB IV 14 (= J 1) 6
*šēpā-šu*: *še-pa-a-šu* KUB XXXVII 193 (= A) Vs. 1, *še-pa-a-[šu]* KUB XXXIV 6 (= A) Rs. 10′
*šinnā-šu*: *ši-in*$_4$*-na-a-šú* KBo XXXVI 52 (= B) Vs. 14′
*uznē-šu*: *uz-né-e-[šu]* KBo XXXVI 52 (= B) Rs. 1

## d) Grammatik

Die Texte enthalten nicht selten Formen, die charakteristisch babylonische Dialektmerkmale vermissen lassen und Parallelen im Assyrischen sowie im Akkadischen der „Randgebiete“ haben. Die assyrische Vokalharmonie ist dagegen nicht bezeugt[37].

a) Fehlen der babylonischen regressiven und progressiven Assimilation von *a* > *e*:

⸢*i-pá*⸣!*-at-ti* KBo XXXVI 50 Rs. 8′ (= A Rs. 9′) (*petû*)
⸢*ir*⸣*-t*[*a-de*$_4$/*di*$_{12}$] KUB XXXVII 187 (= J2) 13′, *ir-ta-*⸢*de*$_4$/*di*$_{12}$⸣ KUB XXXVII 187 (= J2) 14′ (*redû*)
*i-tab-bi-m*[*a*? KUB XXXVII 202 6′ (= L Vs.? 9′) (*tebû* „aufstehen“); daneben auch *i-te-eb-bi* KUB IV 53 (= N) Rs. 3′, KUB XXXVII 193 (= A) Vs. 2 (!), *te-bu* KUB XXXVII 187 (= J2) 2′
*it-ta-na-an-ṣí-la* KBo XXXVI 52 (= B) Vs. 13′ (*eṣēlu* Ntn); daneben auch [*it-te*]*-né-en-ṣí-la* KBo IX 49 (= D2) Vs.? 13′
*it-ta-na-pal-ka*$_4$*-a* KUB XXXIV 6 (= A) Rs. 6′ (*nepelkû* Ntn)

b) **ya-* > *e-*, nicht wie babylonisch *i-*:

*emittu* „rechte Seite“: *e-mi/mì-it-ti* KUB XXXIV 6 (= A) Rs. 4′, KBo XXXVI 50 Vs. 13′ (= A Vs. 16), KUB XXXIV 6 Vs. 7′ (= A Vs. 15), KUB XXXIV 6 (= A) Rs. 2′, *e-mi-it-ta-šu* KBo XXXVI 50 Vs. 7′ (= A Vs. 10)

c) **ai* > *ē*, nicht wie babylonisch *ī*:

*ēnu* „Auge“: *e-na-a-šu* KBo XXXVI 50 Rs. 4′, 5′ (= A Rs. 5′, 6′)

d) Keine Kontraktion beim Genetiv des Infinitivs von Verba tertiae infirmae:

*na-ša-a-e* KUB XXXVII 31 (= H) 1

Das Fragment F Rs. 4′ verwendet den assyrischen status constr. von *mišlu* „Hälfte“ (*mišal*). Derselbe Text enthält Z. 6′ eine Verbalform mit dem assyrischen Personalpräfix der 3. Ps. f. sg. *ta-* (*tamaḫ*[*ḫar*]).

---

37 Zur Problematik der „Assyriasmen“ im Akkadischen der „Randgebiete“ cf. W. von Soden, UF 11, 1979, 745–751; von Soden vermutet hinter der Verbreitung eines mit „Assyriasmen“ durchsetzten Mittelbabylonisch in den „Randgebieten“ den Einfluß von Mittani.

Mehrere sprachliche Merkmale deuten auf eine Entstehung oder Redaktion der Omina in der mittleren Sprachstufe des Akkadischen.

Der mittelassyrische und mittelbabylonische Wechsel von *š* > *l* vor Dentalen und Sibilanten ist außer bei *ištu* (neben *ultu*) stets eingetreten:

*al-ti* KUB XXXVII 192 Vs. 4′ (= B Vs. 6′) (*aštu*)
*ul-te-ez-ze-eb* KUB XXXVII 191 (= F) Rs. 5′ (*ezēbu* Št)
*ul-tu* KUB XXXVII 193 (= A) Vs. 3, KBo XXXVI 50 Rs. 6′ (= A Rs. 7′) (*ultu* ~ *ištu*); daneben auch *iš-tu*: KBo XXXVI 51 (=A) Vs. 5′, KUB XXXVII 190 (= C) Vs.! 9′, KUB XXXVII 187 (= J2) 4′)
*ru-pu-ul-t*[*i*] KBo XIV 59 (= G) Vs. 4′ (*rupuštu*)
*si-ni-il-t*[*i*] KUB XXXVII 190 (= C) Vs.! 10′ (*sinništu*)
*il*$_5$*-ta-na-an-ni-šu* KUB XXXVII 190 (= C) Vs.! 6′ (*šanû* Gtn)

Die im Mittelbabylonischen besonders verbreitete Dissimilation von *dd* > *nd* begegnet dreimal:

*ṣú-un-dur* KBo XXXVI 50 Rs. 3′ (= A Rs. 4′), *ṣú-un-dur*$_x$(TUR) KUB XXXVII 31 (= H) 10 (*ṣadāru* Stativ D)
*iṣ-ṣa-nu-un-du*$_4$ KUB XXXVII 193 (= A) Vs. 5 (*ṣâdu* Gtn)

Der mittelbabylonische Lautwandel *m* > *n* u. a. vor *š* ist einmal bezeugt:
*ú-ša-an-ša* KBo XXXVI 50 Vs. 6′ (= A Vs. 9) (*šumšû*)

# TEXTÜBERLIEFERUNG

**Tafel A** (ziegelrote einkolumnige dicke Tafel):

| | | |
|---|---|---|
| 455/c | = KUB XXXVII 193 | Büyükkale Gebäude A, Raum 5 SO, Tafelschutt |
| (+) 1294/v | = KBo XXXVI 51 | Büyükkale z/16, im Brand über IVd |
| (+) 87/r | = KBo XXXVI 50 | Büyükkale z/12 Süd, Brandschutt der heth. Burgmauer |
| + 385/b | = KUB XXXIV 6 | Büyükkale Gebäude A, Raum 4 NW, Tafelschutt |

**Tafel B** (hellrote zweikolumnige (??) Tafel mit Überzug):

| | | |
|---|---|---|
| 1636/c | = KUB XXXVII 211 | Büyükkale Gebäude A, Raum 5 N, Tafelschutt |
| + 225/q | = KBo XXXVI 52 | Büyükkale v/11, unter phrygischem Pflaster (Raum 6) |
| (+) 233/d | = KUB XXXVII 192 | Büyükkale r/15 bis 1 m tief |

**Tafel C** (ziegelrote einkolumnige Tafel mit Überzug):

| | | |
|---|---|---|
| 894/c | = KUB XXXVII 190 | Büyükkale Gebäude A, Raum 6 S, Tafelschutt |
| + 138/q[38] | = KBo XIV 58<br>= KBo XXXVI 53 | Büyükkale v/11, in Packung gegen phrygische Gebäudemauer |

**Fragmente D 1 und D 2**

D 1 (hellbraun, flach):

| | | |
|---|---|---|
| 901/c | = KUB XXXVII 195 | Büyükkale Gebäude A, Raum 6 S, Tafelschutt |

38 Join R. D. Biggs; cf. R. Borger, HKL II 134.

D 2 (rotbräunliches Fragment einer dickeren Tafel, möglicherweise o. A. zu Tafel A oder C):

| | | |
|---|---|---|
| 228/n | = KBo IX 49 | Büyükkale s/16 |

**Fragment E** (hellbraun, gewölbt, aufgrund der Schrift und Tonbeschaffenheit möglicherweise o. A. zu D 2):

| | | |
|---|---|---|
| 61/a | = KUB XXXVII 120 | Büyükkale Gebäude A, Raum 4 S, Tafelschutt |

**Fragment F**

| | | |
|---|---|---|
| 135/d | = KUB XXXVII 191 | Büyükkale, o/10 |

**Fragment G** (rötlich-braun):

| | | |
|---|---|---|
| 279/q | = KBo XIV 59 | Büyükkale, u/13, Streufund |

**Fragment H**

| | | |
|---|---|---|
| 355/c | = KUB XXXVII 31 | Büyükkale Gebäude A, Raum 5, SO, Tafelschutt |

**Fragmente J 1 und J 2**

J 1 (zu Text A??):

| | | |
|---|---|---|
| Bo 3237 | = KUB IV 14 | – |

J 2 (rötlich-braun, hart gebrannt, Rs. – soweit erhalten – unbeschrieben):

| | | |
|---|---|---|
| 102/b + 571/b | =KUB XXXVII 187 | Büyükkale Gebäude A, Raum 3 bzw. Raum 4, Tafelschutt |

**Fragment K** (hellbraun):

| | | |
|---|---|---|
| 42/g | = KUB XXXVII 200 | Büyükkale, l/13–14, Tafelschutt |

**Fragment L** (ziegelroter Ton mit weißlichem Überzug):

| | | |
|---|---|---|
| 1000/f | = KUB XXXVII 202 | Büyükkale, p/14, Schutt in hethitischer Stampfung |

**Fragment M** (heller Ton mit weißlichem Überzug):

| | | |
|---|---|---|
| 372/f | = KUB XXXVII 189 | Büyükkale, p/16, Füllung der jüngeren Burgmauer |

**Fragment N**

| | | |
|---|---|---|
| Bo 1284 | = KUB IV 53 Rs. 3′–10′ | – |

# TAFEL A

KUB XXXVII 193 (= 455/c) (+) KBo XXXVI 51 (= 1294/v) (+) KBo XXXVI 50 (= 87/r) + KUB XXXIV 6 (= 385/b).

Vs.

1 *še-pa-a-šu e-em⟨-ma⟩ qá-⸢ta⸣-[a-šu ka(ṣ)-ṣa-a* ]x x[ ]

---

2 *i-te-eb⟨-bi⟩*? \\ tar-ši-i̯a-i x[ *pa-ṭá-a-ar m*]*u-ur-ṣí*

---

3 *ul-tu* UD 5.KAM *mu-ru-us-s*[*ú* *pa-ṭá-a-ar*] *mu-ur-ṣí*

---

4 *mu-ru-us*!-*sú i-na ši-mi-ta-a-a*[*n* x x x (x) *ṣa*]-*bi-is-s*[*ú* ] *ma-ḫi-iṣ* [BA.ÚŠ]?

---

5 *pa-nu-šu iṣ-ṣa-nu-un-*$du_4$ \\ tar-pal-li[š/l[$i_{12}$[39] (x) *i-na re-e*]*š mu-ši la-pí-i*[*t* ]-⸢*e*⸣-*pa ù iš-*[*tu*]
6 UD 5.KAM UD 10.KAM *i-na zu-u*[*m-ri-šu* x x *-n*]*a ma-ḫi-iṣ zu-ú-ta i*[*r-ta-na-aš-ši* DINGIR-*šu*] ⸢*it*⸣-[*t*]*i-*⸢*šu*⸣ [*zeni/sabus*]
7 [*i-n*]*a* UD 3.KAM [BA.ÚŠ]

---

8 [ ]X-BI (Rasur) *ù ma-gal i-dáb-bu-ub* ŠU KI ⸢*i*⸣?-[*na*? UD n.KAM BA.ÚŠ]??

---

9 [*i-na mu-ši ma-ru-u*]*ṣ i-na še-er-ti* ⸢*bá*⸣*-li-iṭ ú-ša-an-ša* *ŠU ⟨*a-*⟩*le-e**[40] [

---

10 [*e-mi/mì-it-t*]*a-*⸢*šu*⸣[41] *ta-ab-kà-at* ŠU $^{d}$*Šu-la-*⸢*ak*⸣ \\ *e-mi-it-ta-šu ta-ab-kà-at mì-š*[$i_x$(ŠE)*-ti ra-bi-ṣí i-bal-lu-uṭ*]?

---

39 Lesung nach einem Vorschlag von E. Neu.
40 Über Rasur.
41 *-šu* Nachtrag im oberen Teil des Spatiums.

11 [*e-mi/mì-it-ti*] *pa-ag-ri-šu ka-la-a-ma* ⸢*ta*⸣*-a*[*b*]*-kà-at*! (Text: AB) (Rasur) *da-bá-bá la-a i-le-e'-e* [

12 [*la-a i-l*]*e-e'-e* ŠU $^{d}$*Šu-la-ak r*[*a-bi-*i*]*ṣ mì**[42]*-ši*$_{x}$(ŠE)*-ti ma-ḫi-iṣ* $^{lú}$*a-ši-pu a-n*[*a bulluṭi-šu*]

13 [*qí-i-bá l*]*a-a i-ša*(Rasur)*-kán* (Rasur)

---

14 [*pa-nu-ú-š*]*u ma-aq-tù-ma i-ta-na-aš-ša-a-aš mu-ur-ṣú i-ri-*⸢*ik*⸣*-šu-ma pa-*⸢*nu*⸣*-šu* x[

---

15 [*ša-a-ar a*]*p-pí-šú ša e-mì-it-ti kaṣ-ṣí* ⸢*ša*⸣ (Rasur) GÙB *e-mì-im na-kap-ta*⟨*-šu*⟩ ⸢*e*⸣? ME? x[

---

16 [*ša-a-ar a*]*p-pí-šu ša šu-me-li* ⸢*kaṣ*⸣-[*ṣí*] *ša e-mì-it-ti e-em* ⸢*na*⸣*-k*[*ap-ta*

17 [ ] (Rasur) x[ ] *ma-ḫi-iṣ*

---

18 [*ša*]-⸢*a-ar*⸣ *ap-pí-šu ki-la-al-lu-u* [

---

19 [*ša*]*-a-ar ap-pí-šú ki-la-al-lu-u* x[

---

20 [*ša*]*-a-ar ap-pí-*⸢*šú*⸣ *k*[*i-la-al*]*-l*[*u*]-⸢*u*⸣ [

21 [*e/qé*]?*-re-eb* É*-t*[*i*

---

22 [*ša-a-a*]*r* ⸢*ap*⸣-[*pí-šu*

(Rest der Vs. abgebrochen)

**Rs.** (Anfang abgebrochen)

---

1′ [ ]x x[

---

2′ [ *-šu š*]*a e-m*[*i-it-ti* ]x[

---

3′ [*e-na*]-⸢*a*⸣*-šu gal-ta*[(*-a*) x x x *a-ká*]*l*? *a-kà-li-šú ú-uk-kà-am ù a-ša-ab-šu l*[*a*?

---

42 Über Rasur.

4′ [en-šu ? š]a (Rasur) *e-mi-it*[43]-ti [ ](Rasur) pí-šu ṣú-un-dur BA.ÚŠ

\ mi-ri-ḫ̮a-aš

5′ [e-n]a-⸢a⸣-šu da-mi ma-la-⸢a⸣ [BA.Ú]Š \\ ⸢e⸣-na-a-šu qá-du-ti sà-a-mi ma-a-li [BA.ÚŠ]?

---

6′ [e-na-a]-šu[44] it-ta-na-pal-ka$_{4}$-a BA.⸢ÚŠ⸣ \\ e-na-a-šu bur-kà-a-šu ke-er-ra-a-šu k[i-

7′ [mì-i]t-ḫ̮a-ri-iš (Rasur) ik-kà-la-a-šu ul-tu mu-ra-sú it-ta-⸢ab⸣!-šu a-na [

8′ [x]x ti$_{7}$-ik ša-me-e BA.Ú[Š]

---

9′ [en-šu š]a šu-me-e-li i-kap-pa-a[ṣ] kat-ma-⸢at-ma la⸣-a ⸢i-pá⸣!-at-ti BA.ÚŠ

---

10′ [SAG.DU-s]ú qá-ta-a-šu še-pa-a-[šu] m[ì]-⸢it-ḫ̮a-ri⸣-iš ⸢ik-kà-la⸣-a-šú pu-šu a-na at-m[e-e da-an]?

11′ [ŠÀ-šu i-te-né]-⸢el⸣-la-a lu-ʾa-⸢a⸣-[tu] ⸢ŠU⸣ [$^{d}$Išta]r [BA.ÚŠ]

---

12′ [ ]x ⸢ri ša pa⸣ x[ ](-)⸢tu-uq-x e⸣?-[l]i-šú ma-ri-iṣ mu-ru-⸢us⸣?-[sú ?

---

13′ [ŠÀ.MEŠ-šu (?) i]p-t[a-na-ar-ri-ku-ma(??) ṣa-al-mu (?) ŠU? GIDI]M?.MA BA.ÚŠ \\ pa-⸢at?-TAR⸣?-ta-an-zi da-an-ku-u̯a-eš [

---

14′ [ŠÀ.MEŠ-šu] sà-a-mu x[ x x x -šu ik-kà](?)-⸢la-šu⸣ pa-ṭá-a-ar mu-ur-⸢ṣí⸣ [

---

15′ [x x -a]n-šu a-x[ UD] 10.KAM [m]u-ur-ṣú uš-tar-di$_{12}$-ma x[ ]x x[ ]

16′ [ṣ]i-bi-is-sú [ ]

---

43 Über Rasur.

44 Über Rasur.

17′ [UD 3+]2.KAM UD 10[.KAM *da-m*]*u* ⸢*a-na*⸣ *pí-šu k*[*a-a*]-⸢*a*⸣-*na* *il*$_5$*-la-k*[*u* ]

---

18′ [ ] [ ]⸢*ú*⸣-*ul qa-ti*[

## Übersetzung

1 Seine Füße ⟨sind⟩ heiß, seine Hände [sind kalt: Lösen der Krankheit(?)].

2 Er steht auf(?) *:taršii̯ai* .[... Lösen der K]rankheit.

3 Seit fünf Tagen [...] seine Krankheit [... Lösen] der Krankheit.

4 Seine Krankheit [hä]lt ihn am Abend ergriffen, [und er ist an seinem...] affiziert: [Er wird sterben](?).

5–7 Sein Gesicht zuckt ständig *:tarpall*[*i* (?), am Anfa]ng der Nacht ist er infizier[t ...] und seit fünf Tagen, (seit) zehn Tagen ist er an [seinem] Kör[per] mit [...] affiziert, er [bekommt ständig] Schweiß(ausbrüche): [Sein Gott ist] m[i]t ihm [zornig; i]n drei Tagen [wird er sterben].

8 [...]... und er redet viel: Hand der Unterwelt; i[n x Tagen wird er sterben](?).

9 [In der Nacht ist er kran]k, am Morgen ist er gesund, er kann nicht schlafen: Hand des [bösen(?)] ⟨*a*⟩*lû*-Dämons; [er wird gesund werden](?).

10 [Seine rechte Seite] ist „hingeschüttet“: Hand des Šullak. / Seine rechte Seite ist „hingeschüttet“: Lähm[ung des *rābiṣu*; er wird gesund werden.](?)

11–13 [Die rechte Seite] seines Körpers ist insgesamt „hingeschüttet“, er kann nicht (mehr) sprechen, [er k]ann [nicht (mehr) ...]: Von der Hand des Šullak, des *rābiṣu*-Dämons der Lähmung (oder: des Waschraumes!?), ist er affiziert: der Beschwörungspriester (soll) keine [Prognose] fü[r seine Heilung] machen.

14 Se[in Gesicht] ist eingefallen, und er erleidet ständig Depressionen: Die Krankheit wird ihm lang werden. Sein Gesicht [...].

15 [Der Atem] seines rechten [Na]sen(flügels) ist kalt, der des linken ist warm, seine Schläfe ...[...].

16–17 [Der Atem] seines linken [Na]sen(flügels) ist ka[lt], der des rechten ist warm, seine Schlä[fe ...], [...] ist er affiziert.

18 [Der Ate]m seiner Nasenflügel [...].

19 [Der A]tem seiner Nasenflügel [...].

20 [Der A]tem seiner Nasenflügel [...im Inn]eren(?) / beim [Bet]reten(?) des Haus[es ...].

22 [Der Ate]m [seiner] Na[senflügel ...].

Rs.

2′ [Sein ... de]r rech[ten Seite ...

3′ Seine [Aug]en sind erschrocke[n: Ein *rābiṣu* (?)] raubt [das Bro]t(?) seiner Speise und [...t] sein Sitzen.

4′ [Sein] rechtes [Auge(?) ...], sein Mund ist verzerrt: Er wird sterben.

5′ Seine [Aug]en sind mit Blut gefüllt: Er wird sterben. / Seine Augen sind mit rotem „Schlamm" – *miriḫaš* – gefüllt: [Er wird sterben(?)].

6′-8′ Seine [Augen] weiten sich ständig: Er wird sterben. / Seine Augen, seine Knie, seine Karotidengegenden, seine Fu[ßgelenke(? oder: Unterschenkel?)] schmerzen ihn [glei]chermaßen. Seit seine Krankheit entstanden ist, für [...] : An einem Regentag wird er sterben.

9′ [Sein] linkes [Auge] zieht sich zusammen, es ist bedeckt, und er kann (es) nicht öffnen: Er wird sterben.

10′f. Se[in Kopf], seine Hände (und) [seine] Füße schmerzen ihn gleichermaßen, sein Mund [hat Schwierigkeiten](?) zu spr[echen, er hat ständig] Brechreiz: Verunreinigunge[n]; Hand der [Išta]r; [er wird sterben].

12′ [...]... er ist krank. [Seine] Krankheit(?) [...]

13′ [Seine Eingeweide(?) le]gen sich imm[er wieder quer(??) und sind schwarz: Hand des Totengeis]tes(?); er wird sterben. (luw./heth:) Die Eingeweide(?) sind dunkel, [...]

14′ [Seine Eingeweide] sind rot, [seine ... schmer]zen ihn: Lösen der Krankheit.

15′f. [...]...[...] Die Krankheit ging zehn [Tage] weiter und [...], sein Anfall [...]

17′ 5 Tage, 10 Tage [ging die Krankheit weiter (?)], B[lut] fließt [stä]ndig in seinen Mund [...]

18′ [...] Nicht beendet.[

## Kommentar

**1:** Die Füße werden in der kanonischen Serie *ana marṣi ina ṭeḫê-ka* nach dem dort angewandten Ordnungsprinzip in der letzten Tafel behandelt, der 12., die in der Gesamtserie SA GIG die 14. ist; cf. TDP 142–146; I. L. Finkel, in: Gs. Sachs, 146. Schon in dem aB Omen TLB 2,21:4 werden Hände und Füße (in dieser Reihenfolge) nebeneinander genannt: *qá-ta-a-*[*š*]*u ù ši-pa-a-šu ka-*⌜*ṣi-a*⌝ „seine Hände und seine Füße sind kalt." In einem Omen der kanonischen Serie werden ebenfalls Füße und Hände zusammen genannt: DIŠ GÌR.MIN-*šú i-*[...]x ŠU.MIN-*šú ne-e-ḫa na-ʾì-id* „Wenn seine Füße [...] werden, seine Hände ruhig sind: (Seine Krankheit) ist besorgniserregend." TDP 142:17′ (CT 37, Pl. 44, K. 3826 IV 17′ // LKU 70 Vs. 7); cf. CAD N/1 144b. Dasselbe könnte auch in dem teilweise zerstörten darauffolgenden Omen (Z. 18′) der Fall sein: [DIŠ GÌR].⌜MIN⌝-*šú i-*[ ] ŠED$_7$.MEŠ DU$_8$-*ár* GIG (CT 37, Pl. 44, K. 3826 IV 18′ // LKU 70 Vs. 8); da die medizinischen Omina öfter „kalt" und „warm" nebeneinander stellen, liegt hier die Ergänzung *i-*[(*im-*)*mi-ma* nahe. Wegen ŠU.MIN im vorausgehenden Omen (Z. 17′) und wegen des passenden Abstandes wird man in Z. 18′ weiterhin ŠU.MIN ergänzen: „Wenn seine Füße [warm] werden [(und) seine Hände] kalt werden: Lösung der Krankheit." Das Omen der kanonischen Serie stimmt also wohl mit dem aus Ḫattuša im Befund sachlich überein. Letzteres verwendet allerdings den Stativ, noch dazu fehlerhaft, während in dem kanonischen Omen das ingressive Präsens steht. Da die Zeilenenden auf 1294/v für die beiden folgenden Zeilen *paṭār murṣi* bieten, ist es gut möglich, daß dieselbe Deutung auch in Zeile 1, wo nur noch ganz geringe, unlesbare Spuren erhalten sind, stand, so daß auch die Omendeutung mit der kanonischen Fassung des Omens übereinstimmen könnte.

**2f.:** Das „Glossenkeilwort" *taršii̯ai* wird bereits mit Zitat dieser Stelle ohne Deutung von B. Rosenkranz, JKF 1, 1950, 196 gebucht. Nach freundlicher Mitteilung von G. Neumann handelt es sich vermutlich um eine Verbform.

Cf. zudem \\ *tar-ša-ma-aš* KBo X 47c Rs. IV 19′, 22′; \\ *tar-ši-iš-ši* KUB LVI 19 I 18; \\ *tar-ši-en-ti* KUB XXXI 71 III 2′; \\ *tar-ši-it-ta-* ~ 9′ (cf. dazu C. Watkins, The Language of the Trojans, in: M. J. Mellink (Hrg.), Troy and the Trojan War, Bryn Mawr 1986, 61 Anm. 33).

Zu *iteb*⟨*bi*⟩ cf. TDP 34:18: ... ZI-*bi u* ŠUB-*ut* „er steht auf und fällt"; ferner *ina* GIG-*šú* ZI.ZI-*bi* „er erhebt sich während seiner Krankheit ständig" TDP 158:16.

In TDP 150:35′ ist der Befund „3 Tage ist er krank, aber dann steht er auf (ZI-*bi*)" mit der Deutung [*paṭār*] *murṣi* „Lösung der Krankheit" verknüpft. Dies stützt die Zuordnung von 1294/v.

**4:** TDP 166:82 (Planche XXXIX, A 3437 Rs. 20) bietet in leicht veränderter Formulierung denselben Befund: DIŠ *ina ši-mi-tan* GIG-*su* DAB.DAB-*su*[ „Wenn ihn am Abend seine Krankheit ergreift". Die Parallele bestätigt den indirekten Anschluß von 455/c und 87/r. Dabei ist zu beachten, daß die in der Edition KUB XXXVII 193 Vs. eingezeichnete Trennlinie zwischen den Zeilen 5 und 6 nach Kollation nicht vorhanden ist.

In der Lücke zwischen den beiden Fragmenten 455/c und 87/r könnte wie in Z. 5 eine Glosse vermutet werden, es wäre aber auch möglich, daß die Wörter wegen der Kürze des Omens mit größeren Abständen über die Zeile verteilt waren.

**5 ff.:** Das erste Kolon des Omenbefundes findet eine Parallele in TDP 76:53 (Planche XIV, AO 6681 Rs. 53; Planche XVII, K. 261 Vs. 53): DIŠ IGI.MEŠ-*šú* NIGIN.ME (Var.: MEŠ-*du*) *ina* SAG GI$_6$ TAG-*it* „Wenn sein Gesicht ständig zuckt: Am Anfang der Nacht ist er infiziert." Dies darf wiederum als Bestätigung des indirekten Anschlusses von 455/c und 87/r betrachtet werden. Das Omen unseres Textes zeigt aber eine umfangreichere Beschreibung des Befundes. Nach einem weitgehend abgebrochenen Kolon folgt kurz vor dem Ende der Zeile *ù iš-*[ ], was trotz der mB Form *ultu* in Z. 3 nur zu *ištu* ergänzt und auf die Zeitangabe am Anfang der Zeile 6 bezogen werden kann. *ultu* und *ištu* werden beide auch sonst in der hier behandelten Textgruppe verwendet: *ul-tu* Text A Rs. 7′, *iš-tu* Text C Vs. 9′.

Für die Folge UD 5.KAM UD 10.KAM cf. TDP 150:43′ f., 46′-49′.

Die Glosse *tarpall*[*i* (?)(...)] in Z. 5 läßt sich nicht sinnvoll mit dem akkadischen Wortlaut in Verbindung bringen. *tarpalli-* „Substitut" ist mehrfach mit „Glossenkeil" belegt und in KBo I 42 Rs. IV 28 mit akkad. *dinānu* „Ersatz(bild)" gleichgesetzt; cf. H. M. Kümmel, StBoT 3, 1967, 19–22, 36 f.; F. Starke, StBoT 31, 1990, 233 f. G. Neumann weist mich noch dankenswerterweise auf das von H. M. Kümmel, StBoT 3, 1967, 100 behandelte Verb *tarpalai-* hin.

Nach Analogie von Ausdrücken wie ⟨*ina*⟩ *lišāni-šu maḫiṣ* „Er ist an seiner Zunge affiziert" TDP 62:26, *ina muḫḫi-šu maḫiṣ* „er ist an seinem Schädel affiziert" TDP 18:9, *ina rēš appi-šu maḫiṣ* „er ist an seiner Nasenspitze affiziert" TDP 56:31, etc. (cf. CAD M/1, 76 a), ist in Z. 6 gewiß *maḫiṣ* direkt auf *ina zumri-šu* zu beziehen. Das dazwischen stehende Wort dürfte daher wohl wiederum eine Glosse sein.

*zu'tu* „Schweiß" wird in den medizinischen Omina mit verschiedenen Verben verbunden (*išû* TDP 224:59, *kullu* TDP 74:33, *maqātu* Gtn TDP 116 II 4 f., *nagarruru* TDP 38:65, *rašû* TDP 152:49′). Der Zeichenrest paßt am

besten zu IR, was zu *rašû* Gtn und damit auch zu einer Schätzung des beträchtlichen Abstands führt. Das auf 1294/v noch teilweise erhaltene *itti-šu* paßt, auch aufgrund der Raumverhältnisse, am ehesten zu der schon aB bezeugten Diagnose *il-šu itti-šu zeni* (DINGIR-*šu i*[*t*]-*ti*-[*š*]*u ze-e-ni* VAT 7525 I 32 = AfO 18, 1957–58, 64 und Tf. VI, ähnlich YOS 10, 51 I 45 etc.) bzw. zu ihrer in einem Kommentar zur kanonischen Serie belegten Variante [DINGI]R-*šú* KI-*šú sa-bu-us* SpTU I 32 Rs. 1.
Die Prognose des Todes am 3. Tage ist in der kanonischen Fassung nicht selten; cf. z. B. TDP 56:29, 74:31, 150:47, 152:51′, 162:45.
AHw 1421 b ist sub *unnunu* 2) der Beleg „KUB 37, 193, 6" (richtig: 5) zu streichen; die gleiche Wendung in KUB XXXVII 3:3 ist AHw 1073 b richtig unter *ṣâdu* Gtn 2 a) gebucht.

**8:** *magal* „sehr" erscheint öfter in Protasen medizinischer Omina (cf. CAD M/1, 29 f.), allerdings anscheinend nicht in Verbindung mit *dabābu*. Für *qāt erṣeti* cf. TDP 110:6′, 220:30; in beiden Fällen lautet die Prognose *iballuṭ* „er wird gesund werden".

**9:** Cf. TDP 166:78 (Planche XXXIX, A 3437 Rs. 16): DIŠ *ina* ⸢GI$_{6}$⸣ GIG *ina šèr-ti ba-liṭ u* ⸢*ú-šam*⸣-*šá* ŠU ⸢$^{d}$⸣x[ ].
Für die Interpolation ⟨*a-*⟩ cf. ŠU A.LÁ ḪUL TDP 190:20, 22, 23. In Frage käme auch ⟨*li-*⟩*le-e*, für das eine logographische Schreibung ŠU LÍL.LA.EN.NA STT 91 Vs. 16′ vorliegt; cf. auch H. Hunger, SpTU I 30:6 und *ṣibit lilê* TDP 214:12 ff.

**10–12:** Im Wesentlichen übereinstimmende Omina bei abweichender Formulierung und Anordnung finden sich in TDP 188:9–13 (Planche XLVIII, AO 6680 Vs. 9–13):

9 DIŠ ⸢ZAG⸣-*šú tab-kát mi-šit-ti* MAŠKIM TIN
10 [DIŠ ZA]G LÚ.BAD-*šú ka-lu-šú-ma tab-kát mi-šit-ti* MAŠKIM EGIR-*tú* SÌG-*iṣ*
11 [DIŠ GÙ]B-*šú tab-kát* ŠU $^{d}$*Šu-lak*
12 DIŠ ⸢GÙB⸣ LÚ.BAD-*šú ka-lu-šú-ma tab-kát* GABA.RI SÌG-*iṣ* ŠU $^{d}$*Šu-lak*
13 MAŠKIM *mu-sa-a-ti* MAŠ.MAŠ *ana* TIN-*šú* ME-*a* NU GAR-*an*

Zu Z. 11 cf. *da-ba-ba la i-l*[*e-* KUB IV 56 r. Kol. 6 und *da-ba-ba la i-le-e*ʾ*-e* TDP 220:22 f. und sonst.
Das Epitheton des Dämons in Z. 12 weicht von dem der kanonischen Fassung ab, wo Šullak als „Lauerer des Waschraumes" (*rābiṣ musâti*) bezeichnet wird. Es wäre möglich, daß die Variante des Textes aus Ḫattuša auf eine Verwechslung von *musâtu* „Waschraum" mit dem zwei Zeilen zuvor erwähnten *mišittu* „Schlag, Lähmung" zurückgeht. Wohl kaum in Betracht zu ziehen ist die Möglichkeit, daß das sonst nicht mit Šullak zusammen

genannte, aber zu seiner Sphäre passende *mesītu* „Waschwasser" gemeint ist; eine Schreibung mit ŠE = *$si_x$ wäre in Ḫattuša immerhin denkbar.
Zu ME = *qību* cf. AHw 920 b, CAD Q 249 b mit Hinweis auf die syllabische Schreibung STT 89 Rs. III 136: *ana* TI.⌜LA⌝-*šú qí-ba* NU GAR-*an* und sonst.

**14:** Die Form *i-ta-na-aš-ša-a-aš* mit irregulärer plene-Schreibung der letzten Silbe wird CAD A/2, 423 unter *ašāšu* Gtn mit den Bedeutungen „to suffer from spasms, to be distraught, to be in continual distress" neben zahlreichen Belegen aus der kanonischen Serie und aus medizinisch-therapeutischen Texten gebucht.
Der Stativ von *maqātu* „fallen" wird in medizinischen Omina vor allem als Zustand von Teilen des Kopfes verwendet: *kerru* „Karotidengegend" TDP 86:53, *nakkaptu* „Schläfe" TDP 218:5, *pānū* „Gesicht" TDP 74:37, *rēš appi* „Nasenspitze" TDP 56:25, *šer'ān pūti* „Stirnader" Syria 33, 123 Vs. 11.
Für *murṣu irrik* in medizinischen Omina cf. schon aB ⌜*mu-ru-us-sú i-ir-ri-ik*⌝ TLB 2, 21:5 und öfter in der kanonischen Serie, z. B. GIG-*su ir-ri-ik* TDP 220:34, GIG-*su* GÍD TDP 60:40′, 86:44. Cf. unten Fragment E 3′: *m*]*u-ur-ṣú i-*[*t*]*a-rik-ma*.

**15–20:** In der kanonischen Serie sind die auf den Atem bezogenen Omina großenteils zerstört (TDP 56:32–36). Eine weitgehende Parallele bietet aber TDP 224:54 (Planche LX, BM 92690 Vs. 54), wo es heißt:
DIŠ LÚ.TUR IM $KIR_4$-*šú šá* XV $ŠED_7$-*ma šá* CL KÚM-*im* ŠU $^{d}DIM_{11}$.ME.
Die syllabisch geschriebene Parallele aus Ḫattuša zeigt, daß IM hier *šār*, nicht *napīš* (so CAD N/1, 305 a im Anschluß an TDP) zu lesen ist; cf. bereits AHw 1193 a sub *šāru* 8 b. Der Wechsel von *emim* Z. 15 und *ēm* in Z. 16 ist bemerkenswert, falls er nicht auf versehentliche Auslassung eines *mì* im letzteren Falle zurückgeht.
*kaṣ-ṣí* ist eine Schreibung für *kaṣi* mit irregulärer Doppelkonsonanz, wie sie bei in Boğazköy geschriebenen akkadischen Texten öfter begegnet; cf. oben S. 14 f. Wegen der gleichen Form in Text B Vs. 3′, 10′ ist die von CAD K 269 b vorgenommene Ergänzung zu einer Präsensform nicht richtig.

**Rs. 3′:** Zu *galtā* cf. STT 89 Rs. III 135: IGI.MIN-*šú gal-ta*; cf. ferner TDP 80:11 (Planche XIX, AO 6679 Vs. 11 // AMT 106,2:11) IGI-*šú gal-ta-át* „sein Auge ist erschrocken").
*ú*-UG-GA-*am* ist Präs. D von *ekēmu*; für eine Parallele cf. Text J 2 9′, für die Wendung *akala akālu* „Brot essen" cf. CAD A/1, 248 b. Von der Sache her ist an einen Zusammenhang zu denken, wie er in folgender Omendeutung zum Ausdruck kommt: MAŠKIM SÌG-*su* TA TAG-*ma* KI-*šú* KEŠDA *ina* NINDA *ik-ka-lu* KÚ *ina* A NAG(-*ú*) NAG „Ein *rābiṣu* hat ihn geschlagen. Seit er (ihn) berührt hat, ist er mit ihm verbunden. Von dem Brot, das er ißt, ißt er (= der Dämon). Von dem Wasser, das er trinkt, trinkt er." TDP

158:12f. (Planche XXXVII, A 3437 Vs.12f. // Planche XL, K.3962 Vs.11).

**4′:** Der Befund erinnert an das Omen TDP 238:63 (Planche LXV, A 3440 Rs.63) // 142:3′ (CT 37, Pl.44, K.3826 IV 3′): DIŠ ... GÌR-*šú šá* XV *i-maš-šar* KA-*šú ṣu-(un-)dur* „Wenn ..., er seinen rechten Fuß nachschleift, sein Mund zuckt". Allerdings reicht der Raum wohl nicht für *[*še-ep-šu š*]*a*, so daß in Anlehnung an die vorausgehende und folgende Zeile eher an [*en-šu š*]*a* „sein Auge" zu denken ist.
Die syllabische Schreibung *pí-šu* zeigt, daß R. Labat mit seiner Wiedergabe („sa bouche est convulsée(?)") das Richtige getroffen hatte und CAD Ṣ 229a sub *ṣudduru* v. („to twitch ... the nose") entsprechend zu korrigieren ist (korr. auch das Zitat: ibid. 238:63, cf. 4).

**5′:** Cf. DIŠ IGI.MIN-*šú* ÚŠ SA₅ „Wenn seine Augen mit Blut gefüllt sind" TDP 48 C II 6 (CT 37, Pl.50, K.6737 II 6′) und DIŠ IGI.MIN-*šú* IM.G[Ú ... „Wenn seine Augen mit [...] „Schlam[m" gefüllt sind]." ibid. 2–3, sowie [igi-ni] ⌜mud⌝-a ab-si // [*i*]*-na-a-šú da-mu ma-la-a* SpTU III 86 Vs.5/5.
Die Glosse *miriḫaš* ist in kleiner Schrift auf die Linie über *sà-a-mi* geschrieben. Sie bezieht sich aber gewiß auf *qadūtu* oder auf *qadūtu sāmu*, nicht auf *sāmu* allein. Dem *mi-* geht ein flach eingedrückter Winkelhaken voraus; Daß dieser als Glossenkeil, nicht als *u-* aufzufassen ist, geht aus Text E hervor, wo Z.8′ dasselbe Wort mit dem Glossenkeil in seiner üblichen Gestalt bezeichnet ist.
Die sprachliche Herkunft der Glosse ist unbekannt; sie findet weder unter den „Glossenkeilwörtern" hethitischer Texte noch im hethitischen oder luwischen Sprachgut einen Anschluß.

**6′:** Die Form *it-ta-na-*BAL*-ka₄-a* ist das hier anscheinend erstmals belegte Präs. Ntn von *nepelkû*, *napalkû* „weit sein/werden". Die kanonische Serie verwendet stattdessen – ebenfalls bezogen auf die beiden Augen – den Stativ *napalkâ*: IGI.MIN-*šú ana* IGI AN-*e na-pal-ka-*[*a*] „seine Augen sind zum Himmel hin weit geöffnet" TDP 80:4 (Planche XIX, AO 6679 Vs.4); cf. dazu J.V. Kinnier Wilson, Iraq 19, 1957, 47; cf. auch den Kommentar SpTU I 31 Vs.12: *na-pal-ku-ú* : ⌜*ra-pa*⌝*-š*[*ú*] („sich erweitern"). Die zu erwartende regelmäßige Form wäre *ittanaplakkâ*. Es muß hier offenbleiben, ob die Metathese sprachwirklich ist, ob die Lesung des CVC-Zeichens mit überhängendem Vokal und Reduktion der ersten Silbe (*pᵊla*) intendiert war oder ob sich ursprüngliches silbisches /l̥/ im Sinne von GAG § 110a–c erhalten hat. Die vorliegende Form wirft erneut die Frage auf, ob IGI.MIN-*šú* IB-BAL-*ka-ma* TDP 190:16 (Planche XLVIII, AO 6680 Vs.16) mit AHw 778a von *nepelkû* oder mit CAD N/1 18a unter Interpolation von *-ta-* von *nabalkutu* abzuleiten ist. Für *nabalkutu* „sich verdrehen" (von Augen),

sonst in den kanonischen medizinischen Omina im Stativ, spricht das folgende *turra lā īdâ* (sic!) „er kann (!) (sie) nicht zurückdrehen" (*īdâ* mit Bezug auf die Augen wegen *tarû* D und der zahlreichen Parallelen [cf. AHw 1335 a] wohl Versehen für *lā ile''i*).
Für Folgen von Körperteilbezeichnungen als Subjekt von *akālu* („fressen" > „schmerzen") cf. TDP 88:16 (AMT 107, 2, K. 3687+ Rs. 16): DIŠ KÙŠ.MEŠ-*šú kin-ṣi-šú u* GÌR.MIN-*šú* KÚ.MEŠ-*šú* „Wenn seine Unterarme, seine Unterschenkel und seine Füße ihn schmerzen" und sonst öfter. Als letzter Körperteil kommt *kiṣallu* „Fußknöchel" oder *kimṣu* „Unterschenkel" infrage.

**7′**: *mu-ra-sú* ist zweifellos Fehler für *murussu*; cf. *mu-ur-ṣa-nu ib-ba-aš-šu-ú* „Krankheiten werden entstehen" YOS X 42 I 27 (*libbum*-Omen).
Die vorliegende Omensammlung verwendet *mitḫāriš* (cf. noch A Rs. 10′ und B Vs. 2) in Zusammenhängen, in denen die kanonische Serie *ištēniš* bevorzugt; für letzteres im Zusammenhang mit *akālu* „Schmerzen verursachen" cf. TDP 20:31, 88:17 und sonst; cf. auch unten zu Z. 10. Für *mitḫāriš* in der kanonischen Serie cf. TDP 38:59 (Planche V, K. 4051+ Vs. 58) DIŠ SAG.KI.MIN-*šú* GEŠTUG.MIN-*šú mit-ḫa-riš em-ma* š[U ...] „Wenn seine Schläfen und seine Ohren gleichermaßen heiß sind: Hand [des ...]."

**8′**: Cf. *ina* UD-*um* BI.IZ AN-*e* GAM TDP 112:21′ (Planche XXXII, A 3506 I 17) sowie den Kommentar SpTU I 31 Rs. 27.

**9′**: CAD K 6 zitiert die Stelle sub *kabāsu* „hintreten", ohne weitere Belege aus Protasen medizinischer Omina beibringen zu können. Da *kabāsu* allenfalls mit einem Objekt sinnvoll wäre und in medizinischen Omina wohl nur in der Deutung vorkommt (cf. TDP 34:23, 142:16′), ist diese Ableitung von der Sache her unbefriedigend. Auch reicht der Raum nach dem sicher rekonstruierbaren linken Tafelrand für eine Ergänzung *[*še-ep-šu š*]*a* nicht aus.
Die Form unseres Textes erscheint in derselben Schreibung mehrfach in fragmentarischem Kontext in der Omensammlung aus Emar Msk 74122 a (D. Arnaud, Emar VI. 1, 1985, 301 = VI. 4, 1987, 315, Nr. 694: (22′) *š*]*a* ZAG *i*-KAB-PA-AZ ... (23′) *ša* G]ÙB *i*-KAB-PA-AZ ... (24′) ]*i*-KAB-PA-AZ. Arnaud faßt die Formen als Präs. G von *kpṣ* auf („se courbe"). *kpṣ* wird des öfteren in medizinischen und physiognomischen Omina mit Bezug auf das Auge verwendet (cf. CAD K 182 a). Da die vorausgehenden Omina 3′-8′ sich alle auf die Augen beziehen, wäre es gut denkbar, daß auch 9′ noch vom Auge handelt. Auch der Stativ *katmat* „ist bedeckt" und das folgende Verb *petû* passen dazu. Allerdings gehört *kapāṣu* sonst stets zur *i*-Klasse.
Das fünftletzte Zeichen läßt auch an -*ša*!- denken, doch ist *išatti* „er kann nicht trinken" hier wenig sinnvoll. Zu *lā ipatti* cf. ⌜DIŠ⌝ IGI ...-*ma* NU BAD TDP 46 B I (AMT 75,2, K. 6629) 15; cf. 16 f.

**10′f.:** Zu *mithāriš* cf. oben zu Z.7′. Zu vergleichen sind die Omina TDP 22:42–45, die alle Phänomene beschreiben, die an Kopf, Händen und Füßen gleichzeitig (*ištēniš* 42, 44) auftreten („zittern", ausgedrückt durch verschiedene Synonyme; 41 f.: *itarrurā*, 43 f.: *ira''ubā*, 45: *irattutā*). Auch TDP 22:43 und 45 nimmt auf die Sprechfähigkeit bezug; Z.43 (= JCS 2, 1948, 306, MLC 2639 Vs.43′): KA-*šú ana at-me-e il-la-a-ta*[*m* ] „sein Mund [...] den Worten Speichel [...]"; Z.45 (= ibid. Z.45′): KA-*šú ana* DUG$_4$ *da-an* „sein Mund hat Schwierigkeiten zu reden". Cf. auch TDP 64:45′ (CT 37, Pl.40 Vs.6′): DIŠ *in*[*a* K]A-*šú at-mu-ú it-te-né-eṭ-pu-ú* „Wenn in seinem Mund die Worte ‚hingebreitet' werden" (AHw 1388 b: = „sinnlos wiederholt (?) werden").
Die Ergänzung des Zeilenendes folgt TDP 22:45. Der Anfang der folgenden Zeile ergibt sich aus TDP 22:44 ([*libba-šu ītten*]*ellâ* „sein Inneres kommt ständig hoch", d.h. „er hat ständig Brechreiz"), wo noch *ana arê*(ḪAL) „zum Brechen" zugefügt ist. Danach beginnt mit *lu'ātu* die Prognose, für die TDP 232:16 (Planche LXIV, A 3440 Vs.16) zu vergleichen ist: *lu-'a-a-tú* ŠU[ ].

**13′:** *pa...tanzi* ist ein hapax legomenon mit der luwischen Deklinationsendung des Pl. Nom. c. Die Reste des zweiten und dritten Zeichens lassen sich am ehesten mit *-at-*TAR- vereinbaren, doch ist auch *-ap-ḫal-* nicht ganz auszuschließen. Es folgt das Adjektiv *dankui-* (zum Stammansatz cf. F. Starke, StBoT 31, 1990, 76 ff.) im hethitischen Pl. Nom. c. Das Farbadjektiv zeigt, daß der erhaltene Teil der luwisch-hethitischen Glosse sich noch auf die Symptome, nicht auf die Diagnose oder Prognose bezieht. Aus diesem Grunde ist *pat*TAR*ta-* als Körperteilname zu bestimmen. Am Anfang der Z.14′ kommen wegen des Stativs der 3. Ps. m. Pl. *sāmū* die meisten Körperteilnamen nicht infrage, da sie im Sg. stehen bzw. einen Plural femininis generis verlangen. Wegen des geringen Abstands zum linken Rand (maximal drei Zeichen, davon das letzte zwingend *-šu*) ist [ŠÀ.MEŠ] „Eingeweide, Bauch" die wahrscheinlichste Ergänzung. Dieser Körperteil wird in der kanonischen Serie in der 13. Tafel behandelt. Die Ergänzung wird noch dadurch gestützt, daß auch dort die Rötung des Bauches zu einer günstigen Prognose führt: DIŠ ŠÀ.MEŠ-*šú* SA$_5$(.MEŠ) TIN „Wenn seine Eingeweide rot sind: Er wird gesund werden." TDP 120:35 (Planche XXXIV, A 3506 II 35; CT 37, Pl.38, K.3693+ Vs.32). Da nach TDP 120:35–37 verschiedene Färbungen des Bauches (rot, grün, schwarz) beobachtet wurden, liegt es nahe, das Omen in Z.13′ wegen heth. *dankui-* „schwarz" und wegen des Plurals des Körperteils (*-nzi*) ebenfalls auf [ŠÀ.MEŠ] zu beziehen. Dazu paßt, daß das entsprechende Omen TDP 120:37 ebenso wie hier Z.13′ den Tod prognostiziert. Damit würde für das luwische

Wort die Bedeutung „Eingeweide, Bauch“ gewonnen. Zu den bisher bekannten luwischen Körperteilbezeichnungen cf. F. Starke, StBoT 31, 1990, 688 f. Allerdings bereitet bei einer Lesung *pattarta-* nach freundlicher Mitteilung von G. Neumann die Wortbildung Schwierigkeiten, so daß auch die seltenere Lesung *ḫaš* für TAR in Betracht gezogen werden sollte.
Die Ergänzung *iptanarrikū* ist mangels Parallelen unsicher, ist aber wegen des unzweideutigen [I]B und der passenden Bedeutung des Verbs *parāku* wohl die wahrscheinlichste. *qāt eṭemmi* ist in der kanonischen Serie die häufigste unter den von Dämonen verursachten Krankheiten; cf. TDP S. XXIII.

**15 ff.:** Die letzten beiden Omina der Tafel beobachten die Dauer der Krankheit und sind daher zu entsprechenden Omina der 16. Tafel der kanonischen Serie (= TDP Tablette No. 15) zu stellen. Dort finden sich die nächsten Parallelen in TDP 150: 44′ f. (LKU 68c Rs. 1–3 // RA 14, 1917, 123, Z. 14′ f.): DIŠ UD 5.KÁM UD 10.KÁM GIG *dan-na* GIG-*ma uš-tar-di-ma* ÚŠ *ka-ajja-na* UD 5.KÁM *ina* KIR$_4$-*šú* DU-*ku u ik-kal-la* GIG-*su* DU$_8$-*ár* UD.DA *ḫa-miṭ ba-liṭ* SÌG NU TUK „Wenn er fünf Tage, zehn Tage an einer schweren Krankheit erkrankt ist, sie weiterging und am fünften Tag ständig Blut aus seiner Nase fließt und dann aufhört: Seine Krankheit wurde gelöst; von Fieber ist er verzehrt; er bleibt am Leben; einen Schlag hat er nicht.“ *uštardi* ist von Labat, TDP 150, Anm. 259, als Št$^2$ von *redû* (Prät.) bestimmt worden; cf. auch AHw 968 a. Unsere Stelle zeigt, daß das Subjekt nicht der Kranke ist (so Labat, l. c., W. von Soden l. c.), sondern die Krankheit (*murṣu*).
Für die Wendung *dāmu ina appi-šu illakū* cf. TDP 148: 34′ und 40′; cf. auch B Vs. 6′: *dāmū in*[*a appi-šu*? *l*]*ā ikkallû*. Nach der vorliegenden Stelle fließt das Blut anscheinend aus der Nase in den Mund.

# TAFEL B

KUB XXXVII 211 (= 1636/c) + KBo XXXVI 52 (= 225/q) (+) KUB XXXVII 192 (= 233/d).

Vs.

1′ [x x x x] *e-*⸢*ri*⸣ x[
2′ [x x x (x)]x-*šu mì-*⸢*it-ḫa*⸣*-r*[*i-iš*

---

3′ [x x x (x)] *kaṣ-ṣí-ma dam*[45]*-ma* [ *t*]*a-*⸢*a*⸣[

---

4′ [*i-na* GÌR?].MEŠ-*šú ma-ḫi-iṣ-ma ù* [*i-da-mu pu-qú-ud-de*$_{9}$ $^{d}$UT]U *a-na* ŠU $^{d}$MAŠ.[TAB.BA]

---

5′ [*i-na* SA]G.DU-*šú ma-ḫi-iṣ-ma ù* [*i-da-mu pu-q*]*ú*[46]*-ud-de*$_{9}$ $^{d}$*Ištar a-na* ŠU $^{d}$MAŠ.[TAB.BA]

---

6′ [*ur-ra*] ⸢*ù*⸣ *mu-ša da-a-mu i-n*[*a ap?-pí?-šu? l*]*a-a ik-kál-lu-u* (Rasur) *al-ti* LÚ-*lim*
7′ [*i-ḫ*]*a-ra-aš ú-*PA-AŠ ⸢*tu*⸣?/⸢*šar*⸣? x[ ] *i-bal-lu-uṭ*

---

8′ [*ur-ra*] ⸢*ù mu-ša ú-*PA⸣-[AŠ] x *š*[*a* UD] ⸢12⸣?.[KA]M ŠU $^{d}$*Ni-in-*⸢*nu*⸣*-ú*[*r-ta*]

---

9′ [*i-n*]*a* [S]AG.DU-*šu ma-ḫi-iṣ-ma da-*[*a-mu*

---

10′ *zu-um-mu-ur-šu kaṣ-ṣí-ma ṣ*[*i-bi-is-sú it-ta-na-ak-ki-ir* ??
11′ *e-mé*[47]*-*⸢*ed*⸣ *mu-ú-ti ma-ḫi-iṣ* Š[U

---

12′ *i-na qà-ab-li-šu ù ki-i*[*ṣ-ṣi-ir am-ma-ti-šu ma-ḫi-iṣ* (...) ŠU $^{d}$*Ištar*]??

---

45 Über Rasur.
46 Nach Kollation von 233/d (= KUB XXXVII 192).
47 Über Rasur.

13′ ŠU.MEŠ-*šú it-ta-na-an-ṣí-la* ⌜*ù*⌝ [

---

14′ *ši-in*$_4$*-na-a-šú i-kaṣ-ṣa-aṣ* ŠU-*sú* ⌜*i*⌝-[*na-di* ŠU $^{d}$*Ištar*]

---

15′ *i-na ki-ša-a-dì-šu ma-ḫi-iṣ-ma i-*[*ra-as-sú ik-ka-al-šu* ŠU $^{d}$*Ištar*]

---

16′ *i-na* SAG.DU-*šú ma-ḫi-iṣ-ma me-eš-r*[*e-ti-šu mi-it-ḫa-ri-iš ik-ka-la-a-šu* ŠU $^{d}$*Ištar*]
17′ ⌜*a*⌝-*na ú-bur-ti* \\ (Rasur) [

Rs.

1 [*i-na muḫ-ḫi-š*]*u ma-ḫi-iṣ uz-né-e-*[*šu la-a še-ma-a* ŠU $^{d}$*Ištar*]

---

2 *um-ma ṣa*!*-ri-iḫ kè-er-ra-a-šu ma-*[*aq-ta*
3 ŠÀ-*šu* **ú-ma-kál**[48] *i-na-aš-ši-šu ú-m*[*a-kál*

---

4 *ke-er-ra-a-šu ma-aq-ta* ⌜*še*⌝*-p*[*a-a-šu na-ša-a*

---

5 *pí-šu ṣi*(sic!)-*bi-it-ma* x[

---

6 *ša-ap-ta-šu it-t*[*a-*

---

7 ⌜*i*⌝-*na* ⌜SAG.DU-*šú*⌝ x[

## Übersetzung

Vs.

1′f. [...]...[... sein ...und](?) sein [... sind](?) gleichermaß[en ...].
3′ [Sein ...] ist kalt und mit Blut [gefüllt ...]...[...].
4′ [An] seinen [Füß]en(?) ist er affiziert und [taumelt: Übergabe von Šama]š in die Hand der Zwill[ingsgottheit].
5′ [An] seinem [Ko]pf ist er affiziert und [taumelt: Übe]rgabe von Ištar in die Hand der Zwill[ingsgottheit].

48 Über Rasur.

6′ f. [Tag] und Nacht kommt das Blut au[s seiner Nase (?) ni]cht zum Stillstand, die Ehefrau des Mannes [lie]gt im Kindbett, er ...: [...]; er wird gesund werden.
8′ [Tag] und Nacht ... er, [... am] 12. (?) [Tag]: Hand des Ninu[rta].
9′ An seinem Kopf ist er affiziert, und Bl[ut ...].
10′ f. Sein Körper ist kalt, und [sein] A[nfall verschlimmert sich ständig (?) ...]: mit „Auferlegung des Todes" ist er affiziert; Ha[nd ...].
12′ An seiner Hüfte und [seinem] Ellen[bogen ist er affiziert (...): Hand der Ištar(??)].
13′ Seine Hände werden ständig gelähmt, und [...].
14′ Er knirscht mit seinen Zähnen, seine Hand läßt er f[allen: Hand der Ištar].
15′ An seinem Nacken ist er affiziert, und [seine] B[rust schmerzt ihn: Hand der Ištar].
16′ f. An seinem Kopf ist er affiziert, und [seine] Glie[der schmerzen ihn gleichermaßen: Hand der Ištar]; ...

Rs.

1 [An sei]nem [Schäde]l ist er affiziert, und [seine] Ohren [hören nicht: Hand der Ištar].
2 f. Er ist von Fieber erhitzt, seine Karotidengegenden [sind] (ein)gefal[len], einen Tag lang hat er Lust, [zu ..., einen] Ta[g lang ...].
4 Seine Karotidengegenden sind (ein)gefallen, [seine] Fü[ße sind geschwollen (?) ...].
5 Sein Mund ist gelähmt und [...].
6 Seine Lippe ..[...].
7 An seinem Kopf [...].

## Kommentar

**Vs. 2′:** Zu *mitḫāriš* cf. oben zu Text A Rs. 7′.

**3′:** Zu *kaṣ-ṣí* cf. oben zu Text A Vs. 15. Zu den irregulären Doppelkonsonanzschreibungen cf. auch Z. 10′ und 12′, Tafel C Vs. 11′ sowie oben S. 14 f.

*dam-ma* ist in derselben Weise als irreguläre Schreibung von *dāmu* „Blut" zu verstehen. Die mehrfach belegte Wendung *dāma malâ* „mit Blut gefüllt" findet sich vor allem mit Bezug auf Finger (TDP 98:37–40) und Zehen (TDP 144:45′), muß sich hier aber wegen *kaṣ(ṣ)i* auf einen Körperteil im Singular beziehen.

Zu weiteren irregulären Doppelkonsonanzschreibungen in diesem Text cf. auch Vs. 10′ und 12′.

**4′:** Die Ergänzung des Zeilenanfangs folgt TDP 144:36′, wo dasselbe Omen vorzuliegen scheint. Zu *maḫiṣ* cf. Text A Vs. 6 mit Komm. sowie B Vs. 9′, 11′, 15′, 16′, Rs. 1′.

„Hand der Zwillingsgottheit" ist die häufigste Diagnose göttlichen Eingriffs nach der „Hand" der Ištar, des Šamaš und des Sîn; cf. TDP S. XXII. Sie führt – ebenso wie der „Zugriff" der Zwillingsgottheit (DAB-*it* ᵈMAŠ.TAB.BA TDP 118:20) – normalerweise zu einer negativen Prognose (TDP 26:78, 79, 104:21, 118:19, 140:36′, 182:46, 234:36, 236:56), nur ganz vereinzelt auch zu einer günstigen (TDP 26:67, 104:13). In mehreren Fällen fehlt die Prognose (TDP 86:54, 88:7, 11, 110:26), die also wohl der Diagnose implizit und vermutlich negativ war. In derselben Weise ist dann auch die Übergabe (*puquddû*) an die Zwillingsgottheiten, sei es durch Ištar (TDP 26:77), sei es durch Šamaš (TDP 114:36), zu verstehen, bei der ebenfalls keine ausdrückliche Prognose folgt.

**5′:** Cf. TDP 26:77 (= Planche LXVII, W 17360k: 14′ // JCS 2, 1948, 307, MLC 2639 Rs. 17): DIŠ *ina* SAG.DU-*šú* SÌG-*iṣ-ma u i-da-mu pu-qud-de-e* ᵈXV *ana* ⌜ᵈ⌝MAŠ.TAB.BA. Dieselbe Diagnose begegnet auch TDP 26:77, 114:36, 144:37. Zu *idammu* (von *dawû* „taumeln") cf. noch TDP 20:26 f., 26:77, 28:83, 36:42 f., 84:39, 144:49, 158:22, 182:39 f.

**6′:** Für die Symptomenbeschreibung cf. auch Tafel J 1:4 mit Komm. *alti* (mB/mA < *ašti*) ist stat. constr. der Nebenform von *aššatu*; cf. *aš-ti a-wi-lim* CT 5,4, BM 22446 Vs. 4 b; cf. auch *a-na al-ti* BWL 130:88. Die Erwähnungen von *aššat amēli* in den diagnostischen Omina beziehen sich sonst auf sexuelle Verfehlungen; cf. TDP 114:38, 160:32. Das seltene Verb *ḫarāšu* I ist hier nach Ausweis der Wörterbücher erstmals in einem Omenkontext belegt.

Das folgende Wort *ú*-PA-AŠ ist kaum *ú-bá-rù* zu lesen, sondern wohl als Verbalform zu verstehen. Hierbei kommen mehrere Möglichkeiten in Betracht (*epēšu* D, *bâšu*, *ba'āšu* oder evtl. sogar assyr. *puāšu* „sich ärgern" [D nach AHw 875 a „schimpfen"?]), die aber alle keinen guten Sinn ergeben und nicht durch Parallelen aus SA GIG gestützt werden können.

**8′:** Für Ninurta – der hier in einer ganz ungewöhnlichen syllabischen Schreibung erscheint (cf. bereits F. Köcher, KUB XXXVII, S. V) – bieten die medizinischen Omina mehrere Belege (TDP 66:68′, 73′, 78:70, 164:75, 238:7; cf. TDP S. XXII).

**9′:** Cf. TDP 26:78 f. (Planche LXVII, W 17360k: 15′ // JCS 2, 1948, 307, MLC 2639 Rs. 18): DIŠ *ina* SAG.DU-*šú* SÌG-*iṣ-ma u* ÚŠ MUD ŠUB.ŠUB-*a* (79: ÚŠ *i-ḫa-ḫu*) ŠU ᵈMAŠ.TAB.BA ÚŠ „Wenn er an seinem Kopf affiziert ist und ständig dunkles Blut herauswirft (79: „Blut speit“): Hand der Zwillingsgottheit; er wird sterben.“

**10′:** Cf. TDP 168:1 (CT 37, Pl. 42, K. 2536 Vs. 1, ergänzt nach der Stichzeile TDP II Planche XXXIX 44, A 3437 Rs. 44): [DIŠ GIG SU-*šú* KÚM-*im* ŠED$_7$ *u* DAB-*su*] KÚR.KÚR-*ir* ŠU $^{d}$XXX „Wenn der Körper des Kranken heiß und kalt ist und sein Anfall ständig schlimmer wird: Hand des Sîn.“
Für die irreguläre Doppelkonsonanz bei *zumur* und *kaṣi* cf. oben S. 14 f. sowie Komm. zu Text A Vs. 15.

**12′:** Für die Ergänzung cf. TDP 106:43 (Planche XXXI, A 3442 Rs. III 43 // Planche XXX, BE 35828 Rs. IV 1 f.): DIS *ina* MURU[B$_4$.ME]-⌜*šú*⌝ *u ki-ṣir* KÙŠ.MEŠ-*šú* SÌG-*iṣ* ŠU $^{d}$XV.

**13′:** Neben der hier bezeugten assyrischen Form *ittananṣilā* (*eṣēlu* Ntn) ist in Text D2 Vs. 13′ auch die babylonische *ittenenṣilā* belegt. Zu vergleichen ist TDP 90:18 (Planche XXIV, BM 65698 Vs. 18): DIŠ ŠU.MIN-*šú it-te-nen-ṣi-la-šú u ma-dám* TA NAG x[ ]. Cf. noch dieselbe Form TDP 94:55 (Hände und Füße), 96:35 (Finger), 98:45 (Finger und Zehen), 142:13′ (Füße), 124:19 (Eingeweide wie Finger), 168:5. Einen Beleg aus der zeitlichen Nähe des vorliegenden Textes bietet die Sammlung medizinischer Omina aus Emar Msk 74122a mit dem Eintrag Z. 5′: ŠU.⌜SI⌝.[M]EŠ GÌR.MEŠ-*šú it-te-ne*[*n-ṣi-la*]; cf. D. Arnaud, Emar VI. 1, Paris 1985, 301 (Kopie) = Emar VI. 4, Paris 1987, 315–317 (Bearb.). Cf. auch *ú-ba-na-šu še-pi-šu it-te-né-en-ṣi*!-⌜*la*⌝-*a-šu* KUB XXXVII 55 Vs. I 12′ f. (*šumma amīlu kašip*).

**14′:** Für die Ergänzung cf. TDP 60:45′ (Planche XI, K. 2243+ Rs. 14 // KMI 35, K. 12539+12897:15): DIŠ ZÚ.MEŠ-*šú* KA.GUZ ŠU-*su* ŠUB-*di* ŠU $^{d}$XV.

**15′:** Für die Ergänzung cf. TDP 82:17 (Planche XIX, AO 6679 Vs. 17 // AMT 106, 2, K. 3687+ Vs. 19): DIŠ *ina* GÚ-*šú* SÌG-*iṣ u* GABA-*su* KÚ-*šú* ŠU $^{d}$XV.

**16′:** Für die Ergänzung cf. TDP 26:76 (Planche LXVII, W 17360k:13′ // JCS 2 (1948) 307, MLC 2639 Rs. 16): DIŠ *ina* SAG.DU-*šú* SÌG-*iṣ-ma* Á.ÚR.MEŠ-*šú*(Var.: Á.ÚR-BI) 1-*niš* KÚ.M[EŠ](Var.: ME)-*šú* ŠU $^{d}$XV *ana* BÚR *ú-*[*u*]*r*!?-*ti né-ši*.
Bei *ú-bur-ti* dürfte es sich, wie der Vergleich mit der allerdings kollationsbedürftigen Stelle MLC 2639 Rs. 16 zeigt, um eine ungewöhnliche Schreibung für *u*’’*urti* handeln. *wu*’’*urtu* „Weisung, Befehl“ entspricht heth. *ḫatreššar* (KBo I 42 Vs. I 16). Die radierte Glosse hinter *ú-bur-ti* beginnt anscheinend mit *ku*-. Für die Frage der Wiedergabe von Formen der Wurzel *w*’*r* cf. CHD L-N 169b. Für sonst alleinstehendes *né-ši* (*nêšu* Inf. Gen.) als Prognose (TDP 42:34, 112:15′, 116:59′, 188:7) cf. CAD N/2, 197b.

**Rs.**

Für die Ergänzung cf. TDP 18:10 (= JCS 2, 1948, 305, MLC 2639 Vs. 10′): DIŠ *ina* UGU-*šú* SÌG-*ma* GEŠTUG.MIN-*šú* NU ŠE.GA-*a* ŠU $^{d}$XV.

4: Cf. TDP 86:53 (Planche XX, AO 6679 Vs. 53 // LKU 75:13): DIŠ *ker-ra-a-šú ma-aq-ta*(Var. *-tu*) GÌR.MIN-*šú na-šá-a* ⌜*ú*⌝*-šam-šá* ŠU DINGIR (Var. add. URU)-*šú ana* ÚŠ GAR-*šú* „Wenn seine Karotidengegenden (ein)gefallen sind, seine Füße steif(?) sind, er nachts wach bleibt: Die Hand seines Gottes (Var.: des Gottes seiner Stadt) liegt zum Tode an ihm."

5: *ṣibit* ist Schreiberfehler für *ṣabit*.

# TAFEL C

KUB XXXVII 190 (= 894/c) + KBo XIV 58 = KBo XXXVI 53 (= 138/q)

Vs.

x+1 [ ]x x x x x [
2′ [ ] [

---

3′ [ ]x \\ ⌜*ḫu*⌝-*ur-ba-a-šu im-ta-na-aq-*⌜*qú*⌝-*u*[*t*
4′ [ -*d*]*a*? *i*-TA-*a-am* \\ GIM-an GIG-an-za ar-ḫa da-la-a-⌜i⌝[
5′ [ ]x-*at-tar-šu-ma i-ma-a-at*

---

6′ [ ]x *il*₅-*ta-na-an-ni-šu* (Rasur) ŠU ᵈXXX \\ ir-ma-na-an-za *ap-pa-tar*[49]-še-e[t

---

7′ [ ]-nu-uš-ki-iz-zi ŠU.MEŠ-*šu* GÌR.MEŠ-*šú ú-na-a-aš* \\ kán-ta-x[(x) da-]la-a-i ŠU ᵈXXX

---

8′ [ *aš*]-*šum ma-ka-le-e i-bal-lu-uṭ*

---

9′ [ -*l*]*a-aḫ* ŠU ⌜ᵈ⌝XXX *sà-de*₄-*er-šu* \\\ *iš-tu* SAG.D[U]-*šú a-di* GÌR.MEŠ-*šú*
10′ [ *zu-u*]*m*-[*mu-u*]*r*-⌜*šú*⌝ *sà-a-am it-ti si-ni-il-t*[*i*] *ina ma-ia-li k*[*a-ši-id* š]U ⌜ᵈUTU⌝

---

11′ [ *ṣa-l*]*i-im-ta ma-li* ⌜*ù*⌝ *zu-um-mu-ur-šú* [*sà-a-am* (?)
12′ [ ]x [

---

13′ [ ]x ŠU ⌜ᵈ⌝UTU [

---

14′ [ *š*]*a*?-*a*[*k*?-

---

49 Über Rasur.

Rs.

x+1 [ ]

---

2′ ]

---

3′ [ *ṣ*]*i-bi-iṣ-ṣ*[*ú*][50]

---

4′ [ ]x[ ]x *ša* GÙB *ba/ku* x
5′ [ ]

---

6′ [ ]x-*ip*

---

7′ [ *ṣi-bi-i*]*t* $^{d}$*I-ṭem-me* [ 0 ]

---

8′ [ ]x *re-eš* ŠÀ-*šú it-ta-na-an-pa-aḫ*
9′ [ ] *Ú-UL* šu-up-pa-ri \\ *ṣi-bi-it* $^{d}$⌈*I*⌉?[-*ṭem*?-*me*? ]

---

10′ [ $^{d}$*I-ṭ*]*em-me* [

## Übersetzung

Vs.

3′–5′ […] Schüttelfrost befällt ihn immer wieder […] … (heth.:) Sobald die Krankheit (ihn) losläßt ⌈(…)⌉. (akk.:) […], er … und wird sterben.

6′ [… des Kranken(?) …, sein Anfall(?)] ändert sich ihm ständig: Hand des Sîn. (heth.:) Die Krankheit(?), seine „Ergreifung“ […].

7′ [… (heth.:) Er …]t immer wieder. (akk.:) Seine Hände und Füße bewegt er (unruhig). (heth.): ..[… lä]ßt er; Hand des Sîn.

8′ [… we]gen(?) des Essens wird er gesund.

9′f. […]…; Hand des Sîn; (die Krankheit) bleibt (bei) ihm. / Von seinem Kopf bis zu seinen Füßen [ist er mit weißen(?) Eitergeschwüren bedeckt, und] sein [Körpe]r ist rot: (Als) er mit einer Frau im Bett (lag), hat er sich infi[ziert; Ha]nd des Šamaš.

---

50 Weitere Zeichen hier und in den folgenden Zeilen eventuell auf dem Rand.

11f. [Von seinem Kopf bis zu seinen Füßen] ist er mit [schw]arzen [Eitergeschwüren] bedeckt, und sein Körper [ist rot(?): (Als) er mit einer Frau im Bett (lag), hat er sich infiziert; Hand des Šamaš].
13 [ ] Hand des Šamaš [
14 [ ]...[

Rs.

3′ [... s]ein [An]fall [(...)].
4′ [...] der linken Seite(?) ..[...].
5′ [...].
6′ [...]...
7′ [... Zugrif]f des Totengeistes.
8′f. [...], sein Epigastrium schwillt ständig an [...] (heth.:) Er kann nicht schlafen. (akk.:) Zugriff des T[otengeistes(?)].
10′ [... des Tot]engeistes [(...)].

## Kommentar

**Vs.:** Da das letzte Zeichen der Zeile Rs. 4′ dem weit über den rechten Rand reichenden Zeilenrest von Vs. 10′ ausweicht, sind Vs. und Rs. gegenüber der Edition KUB XXXVII 190 zu vertauschen.

**3′:** Für *ḫurbāšu* „Frostschauer, Schüttelfrost" im Zusammenhang mit *maqātu* cf. TDP 28:82, 152:58′, 164:77 (MIR.SES / *ḫur-ba-šú* ŠUB.ŠUB-*su*). Zur Wortbedeutung cf. J.V. Kinnier Wilson, Iraq 19, 1957, 44 mit Anm. 4.

**4′:** Zu *da'āmu, dâmu* „umherwandeln"??
Heth. *dalāi* (3. Ps. sg. Präs. von *dala-* „lassen") wird zumeist *da/ta-a-la-i* geschrieben (auch altheth. *da-a-la-i* KBo XIX 1+ Vs. II 17′)[51]. Das Verb entspricht akk. *ezēbu*; cf. HAB, 4f., Z. 14: ⸢*e-zi-ib*⸣ // *da-a-la*; KBo X 1 Vs. 3 // 2 Vs. I 6 // 3 Vs. I 5: *i-te-zi-ib* // *da-*⟨*la-*⟩⸢*aḫ-ḫu*⸣*-un* // [*d*]*a-la-aḫ-ḫu-un*; cf. dazu A. Goetze, JCS 16, 1962, 24; F. Imparati, SCO 14, 1965, 60. Es liegt daher nahe, zur Ergänzung des vorliegenden Omens auf die Belege für *ezēbu* zurückzugreifen. Das Verb begegnet häufig in der Wendung *murus-su izzib-šu* „Seine Krankheit verläßt ihn" (TDP 8:22, 10:33, 34, 45, 12:49, 22:36 und sonst), die jedoch eine Gesundung des Kranken erwarten läßt und mit der Prognose in Z. 5′ (*imât*) nicht gut zu

51 Daneben auch *da-a-*⸢*la*⸣*-a-i* KUB XXXIII 120 Rs. III 13 und *da-la-i* KBo XIII 76 Vs. 6.

vereinbaren ist. Allerdings wären Formulierungen möglich wie die in TDP 22:36, wo auf die Phrase *murus-su izzib-šu-* neue Krankheitsphänomene folgen, die möglicherweise tödlich sind (*kīma ṣibit eṭemmi*), oder TDP 22:48, wo das Fieber den Kranken verläßt, um am darauffolgenden Tag nur umso stärker aufzutreten, oder schließlich TDP 242:6, wo die Krankheit den Leidenden bald ergreift, bald losläßt. Solche Symptome würden auch gut zu dem Omen in Z. 6′ passen.
Dies würde voraussetzen, daß GIG-*ant-* nicht den Kranken (*irmalant-*) bezeichnet, sondern mit J. Puhvel, HED 1, 1984, 158 f. (unter Hinweis auf die vorliegende Stelle) die Krankheit (*irmanant-*). Für halblogographisch geschriebenes GIG-*ant-* läßt sich auch sonst die Bedeutung „Krankheit" nachweisen: $^{d}$UTU$^{ŠI}$ *ku-it* GIG-*an-za pa-ra-a ta-ma-aš-ta* „Weil die Majestät die Krankheit bedrückte" KUB V 6 Vs. II 38′, ähnlich 65′, KBo IV 6 Vs. 25′; [*i-da-a-*]*lu-uš* GIG-*an-za* ⸢*ú*⸣-*e-mi-i̯a-zi* „eine schlimme Krankheit findet [...]" KUB XLIII 4 Vs. I 2; *nu* $^{m}$*Ke-eš-ši-in* [*i*]-*da-a-la-u̯a-an-za* GIG-*an-za ḫar-zi* „(Den) Kešši hält eine schlimme Krankheit" KUB XXXIII 121 Vs. II 16′ f.; *ŠA* DUMU.MUNUS KUR *Kar-an-du-ni-i̯a-aš* GIG-*an-za* „die Krankheit der Tochter des Landes Karanduni̯i̯aš" KUB VI 5 Rs. 27′. Hier anzuschließen ist wohl auch ]LÚ.U$_{19}$.LU-*aš* DUMU-*aš genu-ššet* GIG-*an-za*[ „die Krankheit [...] das Knie des Menschenkindes" Bo 5439 r. Kol. 8′. Für die Lesung des Logogramms als *irmanant-* spricht das unveröffentlichte Fragment Bo 3428, r. Kol., wo die syllabische Schreibung dieses Wortes zusammen mit mehreren anderen personifizierenden *ant-*Bildungen in der Bedeutung „Krankheit" erscheint: 1′: *i-da-la-u-u̯a-an-za ku*[*-u-u*]*n ú-*⸢*e*⸣*-*[*mi-iš-ki-id-du* „Das Übel möge den Betreffenden [immer wieder fin]den", 2′: *ir-ma-na-an-za ú-e-mi-*⸢*iš*⸣*-ki-id*[*-du* „die Krankheit [möge] (ihn) immer wieder finden", 4′: ÚŠ-*an-za ú-e-mi-iš-k*[*i-id-du*] „der Tod [möge] (ihn) immer wieder finden". Cf. auch F. Starke, KZ 94, 1980, 84 mit Anm. 34 a; M. Poetto, ZA 76, 1986, 145; zur Bildungsweise (mit personifizierendem *-ant-*) cf. zuletzt E. Neu, HS 102, 1989, 1–15. Cf. auch Kommentar zu Z. 6′.

**6′**: Ähnlich TDP 168:106 (Planche XXXIX, A 3437 Rs. 44); DIŠ GIG SU-*šú* KÚM-*im* ŠED$_{7}$ *u* DAB-*su* KÚR.KÚR-*ir* ŠU $^{d}$XXX „Wenn der Körper des Kranken heiß und kalt ist und sein Anfall wechselt: Hand des Sîn."
Zur hethitischen Übersetzung cf. O. Carruba, StBoT 2, 1966, 19 Anm. 29; J. Tischler, Das hethitische Gebet der Gassulijawija (IBS 37), Innsbruck 1981, 36; A. Kammenhuber, HW², Bd. II: E, 1988, 88 a, die alle *irmanant-* an dieser Stelle als (substantiviertes) Adjektiv verstehen. *appatar* „Ergreifung" entspricht nach H. M. Kümmel, StBoT 3, 1967, 14, der akk. Krankheitsbezeichnung *ṣibtu*. In diesem Falle könnte sich das Possessivsuffix nur

auf den Kranken beziehen und wäre daher ohne Bezug, wenn *irmanant-* an dieser Stelle mit Puhvel, l.c. (der gegen Tischler, l.c. eine Bedeutung „krank“ ausdrücklich ablehnt) ebenfalls „Krankheit“ bedeutet. Aufgrund des fragmentarischen Kontexts und des Fehlens von klaren Parallelen für *irmanant-* als substantiviertes Adjektiv mit der Bedeutung „Kranker“ wird man die Deutung der Stelle offen lassen müssen.
Die Omina Z. 6′, 7′ und 9′ enthalten alle die Diagnose „Hand des Sîn“. Eine Häufung dieser Diagnose findet sich auch in der Sammlung diagnostischer Omina aus Assur KAR 211 (Vs. 14, 16, 18, 22; cf. auch 11: *li-pit* $^{d}$EN.ZU) sowie in STT 89 Rs. IV 205–214.

**7′:** [ ]-*nuškizzi* ist die Endung eines der zahlreichen Faktitiva auf -*nu*- mit iterativem -*ske*- und der Personalendung der 3. Ps. sg. Präsens, so daß die Ergänzung ungewiß bleiben muß.
Für eine mögliche Ergänzung des Omens cf. TDP 60:43′ (Planche XI, K. 2243+ Rs. 12): DIŠ ZÚ.MEŠ-*šú* KA.LUM [ŠU.MIN-*šú*] *u* GÌR.MIN-*šú ú-n*[*a-a-aš* ŠU] $^{d}$XXX GAM „Wenn seine Zähne knirschen (und) seine Hände und Füße zit[tern: Hand] des Sîn; er wird sterben.“
Cf. noch TDP 190:16 f. (= Planche XLVIII, AO 6680 Vs. 16 f.): [DIŠ N]A *ina a-la-ki-šú ana* IGI-*šú* ŠUB-*ma* IGI.MIN-*šú ip-pal-ka-ma tur-ra* ⸢*la i*⸣-*da-a* [Š]U.MIN-*šú* GÌR.MIN-*šú ra-man-šú la ú-na-aš* NA BI ḪUL DAB-*su* „[Wenn ein Ma]nn beim Gehen nach vorn fällt und seine Augen verdreht sind und er (sie) nicht (mehr) zurückdrehen kann (!), (wenn) er seine Hände (und) seine Füße nicht (mehr) selbst bewegt: Diesen Mann hat ein Übel ergriffen.“; cf. dazu auch oben S. 30 f.

**9′:** Wahrscheinlich ist [*it-ta-na-ad-l*]*a-aḫ* „er wird ständig verwirrt“ zu ergänzen; cf. TDP 220:24 und sonst, gesagt von Kleinkindern; für Belege aus medizinischen Texten mit Bezug auf Erwachsene cf. AHw 153 a, CAD D 46 a.
Für *sader-šu* cf. TDP 214:18 und ähnlich sonst, jedoch nicht im Stativ: GIG-*sà i-sa-dir-ši* (A 3438 Vs. 18) „ihre Krankheit bleibt (bei) ihr“; cf. CAD S 15 a.

**9′-12′:** In Z. 9′ folgt, durch drei schräge Keile abgetrennt, auf *sader-šu* ein neues Omen, zu dem Z. 11′ f. eine weitgehend gleichlautende Variante bietet, wie der Vergleich mit den entsprechenden Omina TDP 28:91–95 (cf. auch 170:21–23) zeigt. Den dort beschriebenen Symptomen ist gemeinsam, daß der Kranke vom Kopf bis zu den Füßen mit Eitergeschwüren (*bubu'tu*) bedeckt ist und der Körper (*zumru*) eine Färbung aufweist, z. B. TDP 28:95 (JCS 2, 1947, 308, MLC 2639 Rs. 35): [DIŠ TA S]AG.DU-[*šú*] ⸢EN⸣ G[ÌR.MIN-*šú*] KI.MIN (= UD.BU.BU.UL) GI$_{6}$ SA$_{5}$ *u* SU-*šú* SA$_{5}$ KI.MIN (= KI MUNUS *ina* KI.NÁ KUR) KI.MIN (= ŠU $^{d}$UTU) „[Wenn er von seinem K]opf bis

zu [seinen] Fü[ßen] von schwarzen Eitergeschwüren voll ist und sein Körper rot ist: (Als) er mit einer Frau im Bett (lag), hat er sich infiziert; Hand des Šamaš."; cf. dazu CAD M/1, 119 a.
Die Symptome (die in allen Fällen auf Sexualkontakt zurückgeführt werden) und die Diagnosen werden folgendermaßen differenziert:

| | *bubu'tu* | *zumru* | Diagnose |
|---|---|---|---|
| 91 | rot | weiß | Hand des Sîn |
| 92 | rot | schwarz | Hand des Sîn |
| 93 | rot | grün | Hand der Ištar |
| 94 | weiß | schwarz | Hand des Šamaš |
| 95 | schwarz | rot | Hand des Šamaš |

Der Text aus Boğazköy enthält demgegenüber nur zwei Omina aus dieser Reihe:

| | *bubu'tu* | *zumru* | Diagnose |
|---|---|---|---|
| 9′–10′ | [ ] | rot | Hand des Šamaš |
| 11′–12′ | schwarz | [ ] | [ ] |

Es wird daraus deutlich, daß diese Fassung eine Variante des Omens enthält, die in der kanonischen Fassung nicht vorkommt, und zwar wahrscheinlich in Z. 9′f. die Angabe „weiße Eitergeschwüre", da zu vermuten ist, daß das Omen 11′f. ebenso wie Z. 10′ und 13′ als Diagnose „Hand des Šamaš" bietet und damit TDP 28:95 entspricht.
Ein Omen dieser Art findet sich auch in der oben erwähnten Assur-Tafel KAR 211, wo es Z. 19f. heißt: [DIŠ TA] SAG.DU-*šu* EN GÌR.MIN-*šú* Ù.BU.BU.UL [S]A5!? *ma*-[*l*]*i* ⌜*ú*⌝ [...] KI MUNUS *ina* KI.NÁ *ka*-[*š*]*id* ŠU d[ ]. Nur durch Kollation kann festgestellt werden, ob die Angabe über die Färbung des Eitergeschwürs mit dem Omen aus Boğazköy oder mit der jüngeren kanonischen Fassung übereinstimmt.
Die oben begründete Ergänzung in Z. 10′ (etwa: **bu-bu-u*ʾ-*ta pé-ṣi-ta ma-li ù*) läßt auf ca. 10–11 abgebrochene Zeichen schließen und führt zu dem Schluß, daß die Tafel bei einer Kolumnenbreite von ca. 20 cm einkolumnig war.

**Rs. 4′**: Etwa *ba-r*[*u*?-*um*?] „mehrfarbig"? Cf. TDP 200:5, 202:20.

**7′ ff.**: In Z. 7′ und 9′ ist von *ṣibtu* „Zugriff" die Rede, in 7′ bezogen auf den Totengeist, der auch in Z. 10′ und wahrscheinlich gleichfalls in Z. 9′

erwähnt wird. „Zugriff des Totengeistes“ begegnet in der kanonischen Serie vor allem in Zusammenhang mit dem Epigastrium (*rēš libbi*), das in Z. 8′ genannt ist. Für die Ergänzung der Z. 7′ kommt daher am ehesten eines der folgenden Omina der kanonischen Serie infrage: TDP 110:11′ (Planche XXXII, A 3506 I 7): [DIŠ SAG Š]À-*šú* DAB.DAB-*su* DAB GUD „[Wenn] (die Krankheit) immer wieder sein [Epigast]rium ergreift: Zugriff des Totengeistes.“ TDP 112:30′ (Planche XXXII, A 3506 I 26): ⸢DIŠ⸣ SAG ŠÀ-*šú* KÚM *u* ŠÀ.MEŠ-*šú* MÚ.MEŠ-*ḫu* DAB GUD „Wenn sein Epigastrium heiß ist und seine Eingeweide geschwollen sind: Zugriff des Totengeistes.“ STT 91 Vs. 30′: SAG ŠÀ-*šú* MÚ.MEŠ GÌR.MIN-*šú* ÍL-*a* D[AB GU]D (Wenn) „sein Epigastrium geschwollen ist (und) seine Füße steif(?) sind: Zu[griff des Toteng]eistes“ (für *našû*, gesagt von Füßen, cf. CAD N/2, 86 a).

**9′:** E. Neu, StBoT 5, 1968, 157 bezieht die hethitische Glosse *šuppari* (3. Ps. Sg. Präs. Med.-Pass. von *šup-* „schlafen“) auf akk. *ittananpaḫ* Z. 8′ (*napāḫu* Ntn; AHw 733 a: „sich i. w. entzünden“, CAD N/1, 270 a: „to become swollen, bloated again and again“). Dies wäre indes eine wenig passende Übersetzung, wie Neu bereits gesehen hat, der deshalb von einem „schülerhaften Eindruck“ der Übersetzung spricht. Angesichts der beträchtlichen Zeilenlänge (s. oben zu Vs. 9′-12′, Ergänzung der Z. 10′) darf jedoch angenommen werden, daß in dem abgebrochenen Teil der Zeile 9′ noch die genaue Entsprechung zu *UL šuppari*, nämlich *ú-ša-an-ša* (*šumšû*) „er kann nicht schlafen“ (cf. Text A Vs. 9), stand.

# FRAGMENTE D1 UND D2

D1: KUB XXXVII 195 (= 901/c) // D2: KBo IX 49 (228/n).

Vs.?

D1 1′ [ ] *i-š*[*u* ]

---

D1 2′ [ ]-*qa*?-*šu*[ ]

D1 3′ [ *mu-ur-ṣú* ? *i*]*r*?-*ri-ik* [ ]

D1 4′ [ ] BA.ÚŠ [ ]
D2 1′ [ ]x[ ]

---

D1 5′ [ ] BA.ÚŠ \\ ⌜*ša-a-ar*⌝ *ap-p*[*í-šu* (x x)]
D2 2′ [ -*a*]*r a*[*p*- ]

D1 6′ [ ] BA.ÚŠ [ 0 ]
D2 3′ [ B]A.⌜ÚŠ⌝[ 0 ]

---

D1 7′ [ ] ⌜*i*⌝-*na* UD 3.KAM BA.ÚŠ [ 0 ]
D2 4′ [ ]⌜BA⌝.[ ]

---

D1 8′ [ B]A.ÚŠ \\ *ma-aḫ-ḫur ša-ni-in*-[*zi* ]
D2 5′ [ -*a*]*ḫ-ḫur ša-ni-in*$_4$-⌜*zi*⌝[ ]

---

D1 9′ [ ] ⌜*i*⌝-*bal-lu-uṭ* [ 0 ]
D2 6′ [ ]

---

D1 10′ [ ]x *mi-im-ma ḫi-ṭá ú-ul* [*i-šu*]
D2 7′ [ ]-*ma ḫi*-⌜*ṭá*⌝ *ú-ul*[52] *i-šu* (Rasur)

---

D1 11′ [ ]-*el-ti i-bal-lu-uṭ* [ 0 ]
D2 8′ [ *i*]-*bal-lu-uṭ*

---

52 Über Rasur.

| | | |
|---|---|---|
| D1 | 12′ | [ ]x-*uš-ti im-qú-ut ra-*⸢*bi-iṣ*⸣ |
| D2 | 9′ | [ -*q*]*ú-ut ra-bi-iṣ* |
| D1 | 13′ | [ ] [ ] |
| D2 | (9′) | *na-a-*⸢*ri*⸣ *im-ḫa-*⸢*su*⸣ |
| D2 | 10′ | [ ] |
| D2 | 11′ | [ ] *ki-iṣ-ṣa-a-*$tu_4$ |
| D2 | 12′ | [ ] |
| D2 | 13′ | [ *it-te*]-*né-en-ṣí-la ki-iṣ-ṣa-at ṣe-e-ti* |
| D2 | 14′ | [ ]x ú ? LIŠ šar-ra tar-ru ar-ta-ri |
| D2 | 15′ | [ ] (Rasur) *i-qáb-bi* |
| D2 | 16′ | [ ] |
| D2 | 17′ | [ ] *im-qú-us-sú* |
| D2 | 18′ | [ ] |

(Rand)

Rs.?

| | | |
|---|---|---|
| D2 | 1 | [ *im*]-*qú-us-s*[*ú* ] |
| D2 | 2 | [ ] [ ] |
| D2 | 3 | [ ] [ ] |
| D2 | 4 | [ ] [ ] |
| D2 | 5 | [ ](Rasur) *za*[53]-*qí-ir*[54] BA.ÚŠ[ ] |
| D2 | 6 | [ *u*]*m-ma la-a i-šu lu-ʾu-*[*ú ú-la*]*p*!-*pí-sú* |

53 Über Rasur.

54 Über Rasur.

D 2 7 [ -*t*]*a* 〉*aš*〈 *i-ir-re-eš i-kal*$_x$?(GUL) BA.ÚŠ

---

D 2 8 [ ]

---

D 2 9 [ -*g*]*i* ŠÀ-*šú nap-ḫa*
D 2 10 [ ]

---

D 2 11 [ (-)*a*]*l-ti* BA.ÚŠ

---

D 2 12 [ ]x BA
D 2 13 [ ]

---

D 2 14 [ *pa-ṭá-a-ar m*]*u-ur-*[*ṣ*]*í*

---

D 2 15 [ ]x *i-kúl* BA.ÚŠ

---

D 2 16 [ ] (Rasur)
D 2 17 [ ]x *i-bal*!*-lu-uṭ*

---

D 2 18 [ ] x

---

D 2 19 [ ]*-nu-uš*[55] *e-*⸢*li*⸣?*-*⸢*šu*⸣?[ ]

## Übersetzung

Vs.

D 1 1′ [...] ha[t ...].
D 1 2′ [...]...[...].
D 1 3′ [... die Krankheit] wird lang(?) [...].
D 1 4′ [...] Er wird sterben.
D 1 5′f. [...]: Er wird sterben \ Der Atem [seiner] Nas[e...]: Er wird sterben.
D 1 7′ [...] Am 3. Tag wird er sterben [...]
D 1 8′ [... Er wi]rd sterben. (heth./luw.:) ...
D 1 9′ [...] Er wird gesund werden.

---

55 Über Rasur.

D 1 10′ […] Er hat keinerlei Mangel.

D 1 11′ […]… Er wird gesund werden.

D 1 12′ […], er fiel …: Der Flußdämon schlug ihn.

D 2 10′ […]

D 2 11′ […] *kiṣṣatu*-Krankheit.

D 2 12′ […]

D 2 13′ [Seine …] werden ständig gelähmt: *kiṣṣatu*-Krankheit von der Hitze.

D 2 14′ […]… (heth./luw.:) Er wird … aufstehen (?).

D 2 15′ […] sagt er.

D 2 16′ […]

D 2 17′ […] fiel ihm.

Rs.

1 [… f]iel ih[m …]

2 […]

3 […]

4 […]

5 […] steht hervor: Er wird sterben.

6 [… Fie]ber hat er nicht: Ein Unrei[ner] hat ihn [ber]ührt.

7 […].. begehrt er und ißt (!) (es) dann: Er wird sterben.

8 […]

9 f. […].. seines Bauches sind entzündet: […]

11 […]… Er wird sterben.

12 f. […]…[…]

14 […Lösen] der Krankheit.

15 […] aß (oder: ißt!?): Er wird sterben.

16 f. […]..: Er wird gesund werden.

18 […]

19 […] gegen ihn (?) […]

## Kommentar

**D 1 8′/D 2 5′:** *maḫḫur* (oder *maḫḫar*?) und luw. *šaninzi* (Nom Pl. c.) begegnen anscheinend nur hier.

**D 1 10′/D 2 7′:** Zu der Wendung *ḫīṭa ul īšu* cf. E. Ritter, AS 16, 1965, 302 Anm. 12 („there is nothing wrong with him“) im Anschluß an B. Landsberger mit Zitat der Stelle.

**D 1 12′/D 2 9′:** Cf. TDP 190: 24 f. (Planche XLVIII, AO 6680 Vs. 24 f.):
24 [DIŠ ...] *ina* TU$_5$-*šú* ⸢TA⸣ ÍD *ina* E$_{11}$-*šú* ⸢NIGIN-*ma* ŠUB-*ut*⸣ [M]AŠKIM ÍD SÌG-[*s*]*u*
25 [DIŠ TA] ⸢A⸣.MEŠ *ina* E$_{11}$-*šú* LÚ.BAD-*šú* *iḫ-mi-šu*-⸢*ma*⸣ NIGIN ŠUB-*ut* ⸢MAŠKIM⸣ ÍD SÌG-[*s*]*u*
„Während er, nachdem er [seinen Körper (?)] gewaschen hatte, aus dem Fluß stieg, zuckte er und fiel: Der Flußdämon hat ihn geschlagen. Nachdem er [aus] dem Wasser stieg, gehorchte ihm sein Leib nicht (wörtl. lähmte ihn sein Leib), indem er zuckte (und) fiel: Der Flußdämon hat ihn geschlagen."
Zu *rābiṣ nāri* cf. CAD N/1, 375 a mit Zitat der Stelle sowie SpTU I 34: 20: DIŠ ŠU.MIN-*šú* *ina* IGI.MEŠ-*šú* NU DU$_8$.MEŠ MAŠKIM ÍD [SÌG-*su* ...] „Wenn seine Hände sich nicht von seinen Augen lösen: Der Flußdämon hat ihn geschlagen; [...]." (Erg. nach Z. 21: ... SÌG-*s*[*u* ...).

**D 2 13′:** Eine weitere (nicht umlautende) Form von *eṣēlu* Ntn bietet Tafel B Vs. 13′. Die kanonische Serie schreibt regelmäßig *it-te-nen-ṣi-la*(-*šú*) und bezieht dies auf „Hände" (TDP 90: 18, 94: 55), „Finger der Hände" (TDP 96: 35), „Füße" (TDP 142: 13′), „Füße und Hände" (TDP 208: 84, 222: 48), „Finger der Hände und (Zehen) der Füße" (TDP 98: 45) sowie Eingeweide (TDP 124: 19). Cf. auch KUB XXXVII 55 (*šumma amīlu kašip*) Vs. I 12′ f.: *ú-ba-na-at*! *še-pi-šu it-te-né-en-ṣi*$_x$(NE)-*la*!-*a-šu* „die Zehen seiner Füße lähmen ihn ständig" nach AHw 1399 a, 251 a. Für Emar cf. ŠU.⸢SI.MEŠ⸣ GÌR.MEŠ-*šú* *it-te-ne*[*n-ṣi-la-šu*] Msk. 74122 a: 5′; D. Arnaud, Emar VI. 1, 1985, 301 (Kopie), Emar VI. 4, 1987, 315, Nr. 694 (Bearb.). Der Kommentar SpTU I 36 Vs. 5 erklärt *eṣēlu* N durch *rabābu* „schwach werden".

**Rs. 5:** Für *zaqāru* „herausragen, hervortreten" zur Beschreibung von Körperteilanomalien, insbesondere solcher des Epigastriums, cf. AHw 1513 a und CAD Z 62 b. Als Parallele kommt vor allem TDP 126: 39 (LKU 102 Rs. 7) infrage: [DIŠ ... SA]G ŠÀ-*šú* *za-qir* [BA.ÚŠ] „[... und] sein [Epig]astrium steht hervor: Er wird sterben."

**6:** Zu *ummu* „Hitze" als Objekt zu *lā īšu* cf. TDP 22: 35, 108: 20, 112: 20′, 142: 60′, 146: 63′, 224: 59. In der Deutung erscheint *lā īšu* öfter mit dem Objekt *miḫṣu* (TDP 56: 26,28, 100: 10, 128: 3, 154: 18).
In der kanonischen Serie ist als Krankheitsursache Berührung durch unreine (*lu''û*) Hände vereinzelt bezeugt; cf. AHw 565 b, CAD L 258.

**7:** Zu *i*-GUL cf. auch Z. 15′, wo allerdings auch eine ganz andere Ergänzung (etwa *ikkib ilī-šu* nach TDP 124: 22,29) möglich ist. Das vorausgehende Präsens legt einen allerdings sonst anscheinend nicht belegten Lautwert *kal*$_x$ für GUL nahe.

Eine Parallele bei abweichendem Objekt bietet TDP 72: 19 und 29 (Planche XIII, AO 6681 Vs. 19, 26 // Planche XV, K. 261 Vs. 18, 24):
DIŠ IGI.MEŠ-*šú* $GI_6$.MEŠ NINDA APIN-*ma* KÚ GAM „Sein Gesicht ist schwarz, er begehrt Brot und ißt (es) dann: Er wird sterben." DIŠ IGI.MEŠ-*šú* $DARA_4$ ZÚ.LUM.MA APIN-*ma* KÚ GAM „Sein Gesicht ist dunkel, er begehrt eine Dattel und ißt (sie) dann: Er wird sterben."

# FRAGMENT E

KUB XXXVII 120 (61/a)

| | |
|---|---|
| x+1 | [ ]x x *š*[*u*]?-⌜*bu*⌝-*ri-šu* x[ ] |
| 2′ | [ *i-na q*]*áb-li-ti la-pí-it* [ ] |
| 3′ | [ *m*]*u-ur-ṣú i-*[*t*]*a-rik-ma i-*[*bal-lu-uṭ*] |
| 4′ | [ ]x-*bi-*⌜*sú-ma*⌝ [B]A.ÚŠ |
| 5′ | [ ]ZU-UḪ-ḪU[56]-⌜*šu*⌝? ⌜Ú⌝.IN.NU.U[Š ] |
| 6′ | [ ]x-*ga-am ù a-*⌜*ša*⌝*-am-šu-*[*ta*/*tu* ] |
| 7′ | [ ]x x x x [ ] |
| 8′ | [ *qá*?-*du*?-*t*]*i*? \\ *mi-r*[*i*]-⌜*ḫa-aš*⌝ x[ ] |
| 9′ | [ ]x ⌜*ki*⌝? x[ ] |

### Übersetzung

1′ […].. seines Afters(?) .[…].
2′ […in der m]ittleren (Nachtwache) ist er infiziert: […].
3′ […] die Krankheit hat sich in die Länge gezogen, aber er [wird gesund werden].
4′ […]…: Er wi]rd sterben.
5′ […]… Seifenkrau[t …].
6′ […]… und ein(en) Staubstur[m …].

56 Nach Koll. eher ḪU als RI.

Fragment E

7′ [...]...
8′ [... „Schla]mm“ (?) – *mirihaš* – ...[...].

## Kommentar

**2′:** Zeit, Ort oder Ursache; cf. *ina* EDIN TAG(-*it*) „in der Steppe ist er infiziert“ TDP 30:104–109; *ina* SAG $GI_6$ TAG-*it* „am Anfang der Nacht ist er infiziert“ TDP 76:53; TAG ÚŠ TAG-*it* „durch die Berührung des Todes ist er infiziert“ TDP 136:41.

**3′:** Cf. CAD A/2, 224 b mit Zitat der Stelle. Zur positiven Prognose cf. TDP 8:21, 12:50, 28:89, 90, 44:46, 68:4 und sonst.

**5′:** In dieser Zeile ist anscheinend eine therapeutische Anweisung gegeben, wie dies in den medizinischen Omina nur selten der Fall ist; cf. dazu R. Labat, TDP S. XIX.

**6′:** Cf. CAD A/2, 412 b mit Zitat der Stelle.

**8′:** Cf. Text A Rs. 5′.

# FRAGMENT F

KUB XXXVII 191 (135/d)

Vs. (bis auf Spuren abgebrochen)

Rs. 1′ [ ]*a bi*[ ]
2′ [ ] [ ]

---

3′ [ ] ⌜*lu*⌝? KUR(Rasur)-*ti* [ ]

---

4′ [ ]⌜*i*⌝-*na mi-ša-al* [GI$_6$?]
5′ [ ] *ul-te-ez-ze-eb* [ 0 ]

---

6′ [ ]x-*ta ú-ul ta-maḫ*[-*ḫar*]
7′ [ ]x *it-ti-šu i-kúl* [ ]

---

8′ [ ]-*šú it-ta-na-at-ra-aṣ* BA.⌜ÚŠ⌝ [ 0 ]

---

9′ [ -*šú da-ma*] *ma*-⌜*la*⌝-*a* [ ] x[ ]

### Übersetzung

4′f. [...] in der Mitte [der Nacht(?) ...] er wird gerettet werden.
6′f. [... sein Magen(?)]... nim[mt] kein [...]... auf, [...]... mit ihm aß er(?) [...].
8′ [...,] sein [...] wird immer wieder ausgestreckt: Er wird sterben.
9′ [..., seine ...] sind [mit Blut] gefüllt [...].

### Kommentar

**3′:** *mišal* assyr.; cf. AHw 661 a sub *mišlu* 2; CAD M/2, 127 a; K. Hecker, GKT § 63h.

**5′:** Cf. TDP 84:28 (Planche XIX, AO 6679 Vs.28 // AMT 106,2, K.3687+ Vs.33): DIŠ GÚ.ḪUR-*su ḫa-níq* NÍG.GIG DINGIR-*šú* KÚ *uš-te-zeb* „Wenn sein Kehlkopf zusammengepreßt ist: Verbotenes seines Gottes hat er gegessen; er wird gerettet werden."

**8′:** Cf. TDP 186:2 (Planche LXVI, W 17360 d:2): [G]Ù.GÙ-*si* ŠU.MIN-*šú* NIR.MEŠ-⌜*aṣ*⌝ GAM „[Wenn ...] er immer wieder [r]uft (und) seine Hände ausstreckt: Er wird sterben."

**6′:** Die Ergänzung orientiert sich an Wendungen der therapeutischen und prognostischen Literatur wie TDP 220:26 (Planche LIX, BM 92690 Vs. 26): DIŠ LÚ.TUR ... GA *la i-maḫ-ḫar* „Wenn der Säugling ... keine Milch annimmt" und AMT 39,1, K.8049+:8: ŠÀ-*šú* ... NINDA *u* A *la i-maḫ-ḫar* „sein Magen nimmt kein Brot und Wasser auf" (cf. CAD M/1, 58b) und nimmt einen Körperteilnamen femininis generis als Subjekt der assyrischen Verbalform an. Als Körperteil kommt am ehesten *tākaltu* „Magen" infrage, dem allerdings in der weitgehend erhaltenen 13.Tafel der kanonischen Serie anscheinend keine Behandlung zukam. Cf. aber TDP 78:67 (Planche XIV, AO 6681 Rs.67 // Planche XVII, K.261 Rs.13): DIŠ IGI.MEŠ-*šú u* ŠÀ.MEŠ-*šú* MÚ.ME-*ḫu* TÙN GIG *ana* UD (Var.: MU) 3.KÁM GAM „Wenn sein Gesicht und seine Eingeweide entzündet sind: Er ist am Magen infiziert; nach drei Tagen wird er sterben." Bei der Verbalform darf eine 2. Ps. sg. ausgeschlossen werden, da eine therapeutische Anweisung in den medizinischen Omina nur selten begegnet (cf. R. Labat, TDP S. XIX) und an dieser Stelle, noch vor der Diagnose Z.7′, fehl am Platze wäre.

**7′:** Für die Ergänzung kann man an eine Diagnose ähnlich wie die oben Komm. zu Text A Rs.3′ zitierte denken.

**9′:** Cf. oben Komm. zu Text B Vs.3′.

# FRAGMENT G

KBo XIV 59 (279/q)

Vs. x+1 [DIŠ x x]x-*ri-šú* [
2′ [x]x *mu-ši-ti* [

---

3′ DIŠ *ḫa-ia-at*-x[
4′ *ru-pu-ul-t*[$u_4$/*tù*

---

5′ DIŠ *ḫa-ia-a*[*t-*
6′ *ana* $^{uzu}$x[

---

7′ DIŠ x[
8′ x[

---

Rs. x+1 *aš-šum* x[

---

2′ DIŠ ŠU.MEŠ-*šú* x[

---

3′ DIŠ ZU$_9$.MEŠ-*šu* ⸢*i*⸣?[-
4′ ŠU $^{d}$GAŠAN *ana li-p*[*í-it*

---

5′ DIŠ *ina* $^{uzu}$G[Ú-*š*]*ú* RA-⸢*iṣ*⸣[

---

6′ DIŠ *ina* SAG.⸢DU⸣-*šu* RA-*iṣ* x[
7′ ŠU $^{d}$GAŠAN *ana qá-a*[*t*

---

8′ DIŠ *mu-uḫ-ḫa-šú* R[A-*iṣ*

---

9′ DIŠ *ú-ma ṣa-ri*-⸢*iḫ*⸣! x[
10′ *i-na-aš-ši-šu* UD 1.KAM[

---

Fragment G

11′ ⸢DIŠ⸣ [*k*]*è-er-ra-š*[*u*

12′ [ ]x-*šú* [

---

13′ [ ]x x[x x]x[

14′ [ ] [

---

15′ [ ]x x[

## Übersetzung

Vs.

1′f. […]…[…] der Nacht […].
3′f. Wenn Schreckhaftigkeit […] Auswurf […].
5′f. Wenn Schreckhaftigkeit …[…] dem/zum […]-Körperteil […].
7′f. Wenn ..[…].

Rs.

1′ wegen […].
2′ Wenn seine Hände […].
3′f. Wenn er(?) mit seinen Zähnen [knirscht(?) …]: Hand der Ištar; der Berü[hrung von …].
5′ Wenn er an seinem Nacken affiziert ist, […].
6′f. Wenn er an seinem Kopf affiziert ist, ..[…]: Hand der Ištar; der Hand [von …].
8′ Wenn seine Schädeldecke affiz[iert ist, …].
9′f. Wenn er von Fieber erhitzt ist …[…] erhebt ihn, am ersten Tag / einen Tag […].
11 f. Wenn seine Karotidengegend […] sein […].

## Kommentar

**Vs. 3′, 5′:** Cf. SpTU I 32 Rs. 10 f., 33 Rs. 1′, wo *ḫa-a-a-át-*[*tu*] mit [*g*]*i-lit-tú* „Angst“ bzw. *pu-luḫ-ti* „Furcht“ erklärt wird.

**Rs.:** In 4′ und 7′ ist wahrscheinlich der Übergang der Krankheit von einem Krankheitsbild in ein anderes beschrieben, wie dies in der weitgehend nicht erhaltenen 4. Unterserie der kanonischen Serie der Fall ist; cf. dazu

R. Labat, TDP S. XIX. Die Gemeinsamkeit der hier zusammengestellten Omina besteht möglicherweise in der Diagnose „Hand der Ištar" (erhalten in Z. 4′ und 7′).

**3′f.**: Cf. TDP 60: 44-37.

**5′**: Cf. TDP 82: 16-21: DIŠ *ina* GÚ-*šú* SÌG-*iṣ* ..., Z. 17 und 18 „Hand der Ištar".

**6′**: Cf. TDP 26 f.: 72-84: DIŠ *ina* SAG.DU-*šú* SÌG-*iṣ* ..., Z. 76-77, 84 „Hand der Ištar".

**8′**: Cf. TDP 18: 9-12: DIŠ *ina* UGU-*šú* SÌG-*iṣ* ..., Z. 10 „Hand der Ištar".

**9′**: Cf. KAR 211 Vs. 4: [DIŠ *i-na* S]AG.DU-*šu* KÚM *ṣa-ri-iḫ* „[Wenn er an] seinem Kopf von Fieber erhitzt ist"; TDP 228: 90 (Planche LXI, BM 92690 Rs. 90): DIŠ LÚ.TUR KÚM *ṣa-ri-iḫ* ŠU ᵈ*Gu-la* „Wenn der Säugling von Fieber erhitzt ist: Hand der Gula."

# FRAGMENT H

KUB XXXVII 31 (355/c)

1 [GÌR.MEŠ?-*š*]*ú a-na na-ša-a-e kab-*⸢*ta*⸣ x[
2 [*i-ti*]*-iq pé-er-ti-šu za-aq-pá-at* [
3 [ ] SA$_5$.MEŠ IGI.MEŠ*-šú pur-ru-ku* [
4 [ ]x*-ki-šu za-aq-pá-at* [
5 [ .M]EŠ*-šu nu-up-pu-ḫa* [
6 [ .M]EŠ*-šu ud-du-ka* [
7 [$^{na4}$KI]ŠIB GÚ*-šú* DU$_8$ [
8 [ Š]À*-šu nap-ḫa* [
9 [*ip-r*]*u a-na ḫu*!*-ḫa*!*-ti$_7$-šu* NIM *la i-ṭ*[*e$_4$-eḫ-ḫi* BA.ÚŠ]
10 [*pí*?]*-šu ṣú-un-dur$_x$*(TUR) [
11 [ ]x*-šú i-kab*?-x[
12 [ ]x[

**Übersetzung**

1 Sei[ne Füße(?)] sind zu schwer, um sie hochzuheben: [...].
2 Der Schopf seines Haupthaares steht aufrecht: [...].
3 [...] sind rot, seine Augen sind verdreht: [...].
4 Sein [...] steht aufrecht: [...].
5 Seine [...] sind geschwollen: [...].
6 Seine [...] sind bedeckt: [...].
7 Sein [7. Ha]lswirbel ist gelöst: [...].
8 Seine [...] sind entzündet: [...].
9 [Er erbra]ch sich, seinem Erbrochenen nä[hert sich] keine Fliege: [Er wird sterben].
10 Sein [Mund] ist verzerrt: [...].
11 Sein [...]...

**Kommentar**

**3′:** Cf. Text K Z. 2′.
**7′:** Cf. TDP 82:22–25: DIŠ $^{na4}$KIŠIB GÚ-*šú* $DU_8$ ...
9′: Cf. PBS II 2, 104 Vs. 1: [DIŠ *i-ḫa*]-*ḫa-am-ma a+na ḫu-ḫa-ti-*⌜*šu*⌝ NIM *la is-ni-iq* ⌜BA.ÚŠ⌝ sowie TDP 162:60 (Planche XLII, K. 3962 Vs. 58′): DIŠ TA GIG *ip-ru-ma ana ḫu-*⌜*ḫa*⌝*-ti-šú* NIM *la* TE-*ḫi* GAM und TDP 174:5 (LKU 64 Vs. 5): [...] *ana ḫu-ḫa-ti-šú* NIM *la is-niq* B[A.ÚŠ].

# FRAGMENTE J1 UND J2

J1: KUB IV 14 (Bo 3237) // J2: KUB XXXVII 187 (102/b + 571/b)

| | | |
|---|---|---|
| J1 | 1 | [*k*]*ar-ši ú-bá-na-ti-šú* [ |
| J1 | 2 | [*k*]*ar-ši ú-bá-na-ti-šú ù ki-*⸢*ṣí*⸣?-[*ir*? *am-ma-ti-šu*(?) |
| J2 | 1′ | [ Š]U.[S]I.⸢MEŠ⸣-*š*[*u* |
| J1 | 3 | *še-er-a-an* (Rasur) *ša-pu-ul-li-šu* [ |
| J2 | 2′ | [ *š*]*a-pu-ul-li-šú te-bu* [ |
| J1 | 4 | *ap-pa-šu ṣa-pí-ir mu-dá-a-šu*(sic!) *la-a* [ |
| J2 | 3′ | [ -*š*]*ú ṣa-pí-ir* ÚŠ.MEŠ-*šú* *la*[ |
| J1 | 5 | ᵘᶻᵘ*ki-ša-as-sú* TA!(ŠA) *im-mi-it-ti a-n*[*a* |
| J2 | 4′ | [ -*s*]*ú iš-tu* ZAG *a-na* GÙB [ |
| J1 | 6 | *qa*[57]*-ta-a-šu* (Rasur) *i-na mu-u*[*ḫ*]-*ḫ*[*i-šu* |
| J2 | 5′ | [ -*š*]*ú* *ana* UGU-*šu* NU DU$_8$ x[ |
| J1 | 7 | [ ]x (Rasur)[ ]x x[ |
| J2 | 6′ | [ ]⸢*i*⸣-*na* UGU-*šu* [ |
| J2 | 7′ | [ ]*u i-na* UGU-*šu da-a-*x[ |
| J2 | 8′ | [ *li*(-*i*)-*i*]*q pí-šú i-ta-nab-bal* [ |
| J2 | 9′ | [ ] KÚ-*šu ú-uk-kam* [ |
| J2 | 10′ | [ *it-t*]*a*[58]*-na-ak-tam ù*![ |
| J2 | 11′ | [ ]x[ |
| J2 | 12′ | [ ]x x[ |
| J2 | 13′ | [ *š*]*a* EME-*šu* ⸢*ir*⸣-*t*[*a-de*$_4$/*di*$_{12}$ |
| J2 | 14′ | [ ] EME-*šu ir-ta-*⸢*de*$_4$/*di*$_{12}$⸣[ |
| J2 | 15′ | [ ]x-*tu ina šu-bur-ri-šu* [ |

(Rand)

57 Über Rasur.

58 Auf dem Photo ist noch ein geringer Zeichenrest zu erkennen, der auf einen senkrechten Keil deutet.

## Übersetzung

| | |
|---|---|
| J1 1 | Der untere Teil seiner Finger [...]. |
| J1 2 // J2 1′ | Der untere Teil seiner Finger und [seine] Elle[nbogen(?) ...]. |
| J1 3 // J2 2′ | Die Adern/Sehnen seiner Leistengegend stehen vor [...]. |
| J1 4 // J2 3′ | Seine Nase ist eingedrückt, sein Blut [...] nicht [...]. |
| J1 5 // J2 4′ | Sein Nacken [ist] von links nach rechts [gewandt(?) ...]. |
| J1 6 // J2 5′ | Seine Hände lösen sich nicht von seinem Schädel [...]. |
| J2 6′ | [...] auf ihm [...]. |
| J2 7′ | [...]... auf ihm ...[...]. |
| J2 8′ | [...] der Gaum]en seines Mundes trocknet immer wieder aus [...]. |
| J2 9′ | [...] raubt [das Brot] seiner Speise [...]. |
| J2 10′ | [... wird] ständig bedeckt und [...]. |
| J2 11′-12′ | (zerstört) |
| J2 13′ | [...].. seine Zunge fäl[lt] heraus(?) [...]. |
| J2 14′ | [...] seine Zunge fällt heraus(?) [...]. |
| J2 15′ | ...].. in seinen/m After [...]. |

## Kommentar

Obwohl die beiden Fragmente J1 und J2 keinerlei Reste von Diagnosen oder Prognosen enthalten und in J2:15′ *ina šuburri-šu* „in seinen/m After" zu einer therapeutischen Anweisung gehören könnte, dürfte es sich bei dem Text wegen der Wiederholungen identischer Symptome in Z. J1:1 und J1:2 sowie J2:13′ und J2:14′ um eine Zusammenstellung medizinischer Omina handeln.

**J1,1f.**: *karši ubānāti* werden TDP 98:55–59 behandelt, wobei verschiedene Färbungen beobachtet werden. Die Kombination mit den Symptomen an einem anderen Körperteil wie in Z. 2 begegnet dort nicht.

**J1,4:** *mu-dá-a-šu* (// ÚŠ.MEŠ-*šú*) ist nicht etwa als fehlerhafte Schreibung zu *mūtānū* „Todesfälle" (dazu cf. F.R. Kraus, RA 65, 1971, 97–99) zu stellen, da dies mit dem Possessivsuffix *-šu* nicht gut denkbar ist; es handelt sich vielmehr um eine fehlerhafte Inversion von *dá-a-mu-šu* „sein Blut" (akkad.: Pl.). Für Schreiberversehen dieser Art cf. Ch. Rüster, in: Documentum Asiae Minoris Antiquae. Festschrift für Heinrich Otten zum 75. Geburtstag, Wiesbaden 1988, 303f. Als Ergänzung ist an *lā ikkallû* „kommt nicht zum Stillstand" wie in Tafel B Vs. 6′ zu denken.

**J 1,5:** Cf. TDP 82:15b (Planche XIX, AO 6679 Vs. 15 // AMT 106,2, K. 3687+ Vs. 17): DIŠ GÚ-*su* TA XV *ana* CL *saḫ-ḫír-ma* ŠUB-*ut* GAM „Wenn sein Nacken von rechts nach links gewendet ist und er fällt: Er wird sterben."
**J 1,6:** Cf. TDP 90:22 (Planche XXIV, BM 65698 Vs. 22): DIŠ ŠU.MIN-*šú ina* UGU-*šú* NU DU₈.MEŠ[...] „Wenn seine Hände sich nicht von seinem Schädel lösen".

**J 2,9′:** Cf. Kommentar zu Text A Rs. 3′.

**J 2,10′:** Die syllabische Schreibung des Präsens Ntn von *katāmu* unterstützt die Zuordnung der logographischen Schreibung DUL.DUL-*tam* in TDP 40:25, 70:1 zu Ntn (so fragend AHw 465, anders (Dt) CAD K 302b).

**J 2,13′f.:** Cf. TDP 62:7 (CT 37, Pl. 37, K. 2949 Vs. 7′): DIŠ EME-*šú ir-te-d*[*i*]; Labat, l.c.: „S'il fait sortir sa langue".

# FRAGMENT K

KUB XXXVII 200 (42/g)

Vs.

x+1 [ ]-⸢*šu*⸣-*ku* [ ]

2′ [ ] *pur-ru-uk-ku*[59] [ ]

3′ [ ] BA.ÚŠ[ 0 ]

4′ [ *sà*?]-*am-ta ma-*[60]⸢*la-a*⸣[ ]

5′ [ *i*]*r-ri-ku* BA.Ú[Š]

6′ [ B]A.ÚŠ [ ]

x+1′ [ ]x x[ ]
2′ [ ] [ ]

3′ [ ] [ ]

4′ [ ]ŠU BI[ ]

5′ [ ]x TA[ ]

---

59 Nach Photo deutlich KU (eng, mit eingezogenem mittleren Waagerechten) wie in Z. 1′ und 5′ und im Gegensatz zu MA (breiter, mit isokephalen Waagerechten) in Z. 4′.

60 Nach Photo deutliches Spatium zwischen TA und MA, kein Spatium zwischen MA und ⸢LA⸣.

## Übersetzung

Vs. 2′ [... seine Augen] sind verdreht: [...].
3′ [...] Er wird sterben.
4′ [...] sind mit [ro]tem (?) [...] gefüllt: [...].
5′ [...] werden lang: Er wird sterben.
6′ [... er wird st]erben.

## Kommentar

**2′:** Cf. Fragment H Z. 3 sowie AHw 829 a mit Zitat der Stelle.

# FRAGMENT L

KUB XXXVII 202 (1000/f).

Vs.?

x+1′ [ *la*(-*a*) *i-l*]*e-e*’-⸢*e*⸣[(Rand) ]
2′ [ ŠU $^{d}$*Šu-u*]*l-pa-e l*[*a*? ]

---

3′ [ ]

---

4′ [ -*š*]*u na-ša-a* BA.ÚŠ

---

5′ [ B]A.ÚŠ

---

6′ [ ]

---

7′ [ ]x

---

8′ [ *p*]*a-aṭ-ru* (Rasur) *i-tab-bi-m*[*a*? ]

---

9′ [ ]⸢*ú*⸣-*ḫa-an-na-aṣ*
10′ [ ]

---

11′ [ ]

Rs.?

x+1 [ B]A.ÚŠ

## Übersetzung

Vs.?

1′ [... er k]ann [nicht (...)].
2′ [...: Hand des Šu]lpae; [man soll (der Krankheit)] nic[ht trauen (??)].
4′ [... se]ine [Gliedmaßen (??)] sind steif (?): Er wird sterben.
5′ [...: E]r wird sterben.
8′ [...] sind schwach („gelöst"): Er wird aufstehen un[d (?) gesund werden (??)].
9′ [...] er zieht [seine Lippen nach oben ...]

Rs.?

x+1 [...: E]r wird sterben.

## Kommentar

**2′:** Die „Hand des Šulpae(a)" erscheint in der kanonischen Serie mehrmals (u.a. TDP 182:44, 45, 194:55, 56).

**4′:** Als Ergänzung kommt [*mi-na-ti*]?-*šu* nach TPD 182:45 (Planche XLVI, AO 6678 Vs. 45) in Betracht: [DIŠ T]ÚG-*su ú-na-kas*$_4$ *u* UB.NÍGIN.NA-*šú na-šá-a* ŠU $^{d}$*Šul-pa-è-a* „[Wenn] er sein [Ge]wand zerreißt und seine Gliedmaßen steif (?) sind: Hand des Šulpaea."

**9′:** *itabbi* Assyriasmus, Ergänzung wohl *iballuṭ*; cf. TDP 166:99 [z]I-*ma* TIN; für *itebbi* als alleinige Prognose cf. TDP 6:3, 16:81 und sonst.

**10′:** Zu *uḫannaṣ* „er zieht die Lippen hoch" cf. DIŠ ⌜*šap*⌝-*ti-šu a-na e-le-nu ú-ḫa-an-na-aṣ* BA.ÚŠ „Wenn er seine Lippen nach oben zieht, wird er sterben." PBS II 2, 104 Vs. 4; cf. dazu R. Labat, TDP 58 f. mit Anm. 105.

# FRAGMENT M

KUB XXXVII 189 (372/f).

| | | | |
|---|---|---|---|
| x+1 | ⸢DIŠ MIN⸣ | ⸢*iš*⸣-*t*[*u* | |
| 2′ | ⸢DIŠ⸣ MIN | *iš-t*[*u* | |

---

| | | | |
|---|---|---|---|
| 3′ | [DIŠ TU] ⸢*e*⸣-*ra-at* KIR$_{14}$ UBU[R | | |
| 4′ | [DIŠ] ⸢MIN⸣ | BABBAR | [ |
| 5′ | [DIŠ MIN] | GI$_6$ | [ |
| 6′ | [DIŠ MIN] | SA$_5$ | [ |
| 7′ | [DIŠ MIN] | SIG$_7$ | [ |

---

| | | | |
|---|---|---|---|
| 8′ | [DIŠ TU *e-r*]*a-at* UGU KIR$_{14}$ (sic!) UBUR 3 *pa-liš ša* [ŠÀ-*ša* | | |
| 9′ | [DIŠ MIN] | 4 *pa-liš* | *ša* ŠÀ-[*ša* |
| 10′ | [DIŠ MIN] | 5 MIN | MIN [ |
| 11′ | [DIŠ MIN] | 6 MIN | MIN [ |
| 12′ | [DIŠ MIN] | 7 MIN | MIN [ |
| 13′ | [DIŠ MIN] | 8 MIN | MIN [ |
| 14′ | [DIŠ MIN] | 9 MIN | MIN[61] [ |
| 15′ | [DIŠ MIN] | 10 MIN | DUMU.MEŠ-[*ša* |
| 16′ | [DIŠ MIN] | 15 MIN | DUMU.MEŠ-[*ša* |
| 17′ | [DIŠ MIN] | 16 MIN | *ḫe-pí* [ |

---

| | | | |
|---|---|---|---|
| 18′ | [DIŠ TU *e-ra-a*]*t* UGU KIR$_{14}$ (sic!) UBUR DARA$_4$!-⸢*im*⸣ DUMU.MEŠ-[*ša* | | |
| 19′ | [DIŠ MIN | ]x MIN | SA$_5$ [ ]⸢*ša*⸣ [ŠÀ-*ša* ? |
| 20′ | [DIŠ MIN | ]x MIN | *ur-q*[*a* |
| 21′ | [DIŠ MIN | ]x MIN | x[ |

61 Nach dem Photo und gegen die Autographie steht in dieser Spalte sechsmal MIN, d. h. der Schreiber hat nicht zeilen-, sondern spaltenweise geschrieben, wobei ihm ein Versehen unterlaufen ist. Für einen vergleichbaren Fehler in einer lexikalischen Liste cf. G. Wilhelm, ZA 79, 1989, 76.

22′ [DIŠ MIN ]x MIN [

23′ [DIŠ MIN ]x MIN [

---

24′ [ U]BU[R?

## Übersetzung

1′ Wenn desgl. au[s ...].

2′ Wenn desgl. au[s ...].

3′ [Wenn die Gebärerin] schwanger ist (und) die Brustwarze[ ... ist:...].

4′ [Wenn desgl.] weiß ist: [...].

5′ [Wenn desgl.] schwarz ist: [...].

6′ [Wenn desgl.] rot ist: [...].

7′ [Wenn desgl.] gelbgrün ist: [...].

8′ [Wenn die Gebärerin schwa]nger ist (und) die Brustwarze(!) drei Öffnungen hat: [Ihre Leibes]frucht [...].

9′ [Wenn desgl.] 4 Öffnungen: [ihre] Leibes[frucht ...].

10′ [Wenn desgl.] 5 desgl. desgl. [...].

11′ [Wenn desgl.] 6 desgl. desgl. [...].

12′ [Wenn desgl.] 7 desgl. desgl. [...].

13′ [Wenn desgl.] 8 desgl. desgl. [...].

14′ [Wenn desgl.] 9 desgl. desgl. [...].

15′ [Wenn desgl.] 10 desgl. [ihre] Söhne [...].

16′ [Wenn desgl.] 15 desgl. [ihre] Söhne [...].

17′ [Wenn desgl.] 16 desgl. zerstört [...].

18′ [Wenn die Gebärerin schwa]nger ist (und) die Oberseite der Brust(!) dunkel ist: [Ihre] Söhne [...].

19′ [Wenn desgl. ..].. desgl. rot ist: [ihre Leibes]frucht(?)[...].

20′ [Wenn desgl. ..].. desgl. einen gelbgrünen Fl[eck ...].

21′ [Wenn desgl. ..].. desgl. .[...]

22′ [Wenn desgl. ..].. desgl. .[...]

23′ [Wenn desgl. ..].. desgl. .[...]

24′ [ B]ru[st(?)

## Kommentar

Der Text entspricht, wie schon F. Köcher, KUB XXXVII S. V, gesehen hat, einem Teil der 36. Tafel der kanonischen Serie[62], der 1. der Unterserie *šumma ālittu arât-ma* (TDP 200–213), wo in den Zeilen 26–55 Symptome an Teilen der weiblichen Brust (*appi tulî* „Brustwarze", *šer'ān tulî* „Adern der Brust", *muḫ tulî* „oberer Teil der Brust"; zu letzterem cf. CAD M/2 174 b) zusammengestellt sind. Der vorliegende Text weicht dabei in manchem, etwa in der Zahl und Reihenfolge der Farbbezeichnungen, ab, zeigt aber auch auffällige Übereinstimmungen in den Angaben zur Zahl der Öffnungen der Milchkanäle (3–10, 14 und 15). Zu vergleichen ist weiterhin KAR 472 II 9–11, wo ebenfalls die Färbung der Brustwarze behandelt wird, die Reihenfolge jedoch weder mit unserem Text noch mit dem der kanonischen Serie übereinstimmt und gegenüber letzterer auch die Deutungen abweichen:

9 a DIŠ MUNUS KIR$_4$ *tu-li-šá* BABBAR.MEŠ *la mu-šal-li-mat*
9 b DIŠ MUNUS KIR$_4$ *tu-li-šá* SIG$_7$ *la mu-šal-*[*li-mat*]
10 a DIŠ MUNUS KIR$_4$ *tu-li-šá* GI$_6$ *la mu-šal-li-mat*
10 b DIŠ MUNUS KIR$_4$ *tu-li-šá* ⌜*da*⌝*-a'-mu la mu-šal-*[*li-mat*]
11 DIŠ ⌜MUNUS KIR$_4$ *tu*⌝*-li-šá* GI$_6$ *da-a'-mu la* LÁ-*aṣ* ŠÀ ḪUL[

**3', 8', 18':** Das erste Element des Zeichens UBUR (= DAG-KISIM$_5$×GA) hat nicht wie sonst in Boğazköy (cf. H. G. Güterbock, Fs. Otten[1], 81 f.; HZL Nr. 189) die Form eines E, sondern erinnert eher an KÙ, wobei die Formen in Z. 8' (mit 4 Waagerechten) und 18' (mit 3 Waagerechten) nicht völlig übereinstimmen. In beiden Fällen steht jedenfalls nicht nur der bei DAG zu erwartende gebrochene Senkrechte, sondern noch ein weiterer senkrechter Keil, und zwar im ersten Falle hinter, im zweiten vor dem gebrochenen Senkrechten.

**8' ff.:** Der Text verwendet den Stativ *pališ* „ist durchbohrt", wo die kanonische Fassung logographisch BÙR-*šu* schreibt (AHw 1369 b: *pilšū* „Löcher"). Subjekt des Stativs ist *appi tulî* „Spitze der Brust, Brustwarze", so daß für das vorausgehende UGU keine präpositionale Bedeutung (*eli*) infrage kommt. Dasselbe gilt für Z. 18' mit dem Stativ *da'im*! „ist dunkel". Es liegt wohl ein Schreiberversehen vor. Da als Teile der Brust nach der kanonischen

62 TDP II, Pl. LVI, BM 92694 Rs. 117: DUB 36.KAM, was nach den von I. L. Finkel, Gs. Sachs, 143–159, bearbeiteten Tafelkatalogen gegen Labat, TDP I, S. 212, nicht emendiert werden muß.

Serie *appi tulî* und *muḫ(ḫi) tulî* (außerdem *šer'ān tulî*) unterschieden werden, ist wahrscheinlich in Z. 8′ der Natur der Sache nach UGU zu tilgen, in Z. 18′ zur Unterscheidung von Z. 3′-7′ dagegen KIR4.

**18′:** Das Zeichen hinter UBUR ähnelt SA5[63], hat aber nicht genau dieselbe Gestalt wie SA5 in der unmittelbar folgenden Zeile sowie in Z. 6′. Auch ist es unwahrscheinlich, daß in den Zeilen 18′ und 19′ dieselben Symptome beschrieben werden. Die Komplementierung -⌜*im*⌝ schließt die Lesung SA5 aus und legt die Emendation zu DARA4 in Anlehnung an KAR 472 Vs. 10b, 11 (s. oben) nahe.

63 Auch nach Kollation des Originals, die Frau Ch. Rüster dankenswerterweise für mich vorgenommen hat.

# FRAGMENT N

KUB IV 53 Rs. 3′-10′ (Bo 1284).

Rs.

| | | |
|---|---|---|
| x+1 | [ | ]x *e-ri-iš* x[ ] |
| 2′ | [ | ]*si-li-it-ta-šu* ⸢*it*⸣-*t*[*a*-x]x-⸢*šu*⸣ x x[ ] |
| 3′ | [ | ]x GIG *šu-ú ar-ḫi-iš i-te-eb-bi* |
| 4′ | [ | ] *it*(sic!)-*ta-na-ak-kán* |
| 5′ | [ | ] *i-ra-gu-mu-šu* |
| 6′ | [ | ŠU] ⸢$^{d}$⸣XXX *u* $^{d}$UTU UGU-*šú* GÁL-*ši* |
| 7′ | [ | ]-*iš da-im ma-za-az* $^{d}$*Ku-bi* |
| 8′ | [ | ] x *al-li* |
| 9′ | [ | GI]G BI *ana* 3 UD-*mi* BA.ÚŠ |
| 10′ | [ | GI]G BI *a-na* UD-*um ša ta-mu-ru-šu-ma* BA.ÚŠ |

---

**Übersetzung**

1′ […] er wünschte .[…].
2′ […] seine Krankheit …[…] ihn ..[…].
3′ […]..: Dieser Kranke wird bald (wieder) aufstehen.
4′ […] Er stellt immer wieder(!).
5′ […] Man wird ihn verklagen.
6′ […: Die Hand] des Sîn und des Šamaš liegt auf ihm.
7′ […]… ist dunkel: Standort des Kūbu.
8′ […]…
9′ […:] Dieser [Kran]ke wird nach drei Tagen sterben.
10′ […:] Dieser [Kran]ke wird am Tage, da du ihn sahst, sterben.

## Kommentar

Es handelt sich um eine Schülertafel, wie die isolierten Zeichen und Phrasen der Vs. deutlich zeigen (s. oben S. 5 Anm. 28). Daher ist es nicht ganz klar, ob in dem erhaltenen Teil der Rs. nur diagnostische Omina enthalten sind, oder ob auch hier andere Textgattungen ausgezogen wurden. Letzteres kommt vor allem bei Z. 1', 4' und 5' infrage. Cf. auch oben S. 6.

**2':** Wegen des medizinischen Kontexts sicherlich nicht zu *silittu* „Abzweig" (eines Kanals), sondern aus *silītu* < *sili'tu* „Krankheit".

## Nachtrag

Das unmittelbar vor der Drucklegung dieses Heftes publizierte Fragment KBo XXXV 15 behandelt in Vs. 2'–6' den Atem der Nasenflügel (*ša-a-ar* [*ap-pi-šu*]) und ist daher zu Text A Vs. 15–22 zu stellen. Da das Fragment ebenso wie Text A eine Randleiste hat, ist ein direkter oder indirekter Anschluß zu erwägen.

# KONKORDANZ

| | | |
|---|---|---|
| KBo IX 49 | 228/n | D 2 |
| KBo XIV 58 | 138/q | C |
| KBo XIV 59 | 279/q | G |
| KBo XXXVI 50 | 87/r | A |
| KBo XXXVI 51 | 1294/v | A |
| KBo XXXVI 52 | 225/q | B |
| KBo XXXVI 53 | 138/q | C |
| KUB IV 14 | Bo 3237 | J 1 |
| KUB IV 53 | Bo 1284 | N |
| KUB XXXIV 6 | 385/b | A |
| KUB XXXVII 31 | 355/c | H |
| KUB XXXVII 120 | 61/a | E |
| KUB XXXVII 187 | 102/b + 571/b | J 2 |
| KUB XXXVII 189 | 372/f | M |
| KUB XXXVII 190 | 894/c | C |
| KUB XXXVII 191 | 135/d | F |
| KUB XXXVII 192 | 233/d | B |
| KUB XXXVII 193 | 455/c | A |
| KUB XXXVII 195 | 901/c | D 1 |
| KUB XXXVII 200 | 42/g | K |
| KUB XXXVII 202 | 1000/f | L |
| KUB XXXVII 211 | 1636/c | B |

| | | |
|---|---|---|
| Bo 1284 | KUB IV 53 | N |
| Bo 3237 | KUB IV 14 | J 1 |
| 61/a | KUB XXXVII 120 | E |
| 102/b | KUB XXXVII 187 | J 2 |
| 385/b | KUB XXXIV 6 | A |
| 571/b | KUB XXXVII 187 | J 2 |
| 355/c | KUB XXXVII 31 | H |
| 455/c | KUB XXXVII 193 | A |
| 894/c | KUB XXXVII 190 | C |
| 901/c | KUB XXXVII 195 | D 1 |
| 1636/c | KUB XXXVII 211 | B |
| 135/d | KUB XXXVII 191 | F |
| 233/d | KUB XXXVII 192 | B |
| 372/f | KUB XXXVII 189 | M |
| 1000/f | KUB XXXVII 202 | L |
| 42/g | KUB XXXVII 200 | K |
| 228/n | KBo IX 49 | D 2 |
| 138/q | KBo XIV 58 = KBo XXXVI 53 | C |
| 225/q | KBo XXXVI 52 | B |
| 279/q | KBo XIV 59 | G |
| 87/r | KBo XXXVI 50 | A |
| 1294/v | KBo XXXVI 51 | A |

# GLOSSAR

## Akkadisch

***abālu*** „austrocknen"

Gtn Präs. Sg. 3.:
*i-ta-nab-bal* KUB XXXVII 187 (= J2) 8′

***adi*** „bis"
*a-di* KBo XXXVI 53 (= C) Vs. 9′

***akalu*** „Brot"
[*a-ká*]*l*? KBo XXXVI 50 Rs. 2′ (= A Rs. 3′)

***akālu*** „essen; schmerzen"

G Präs. Pl. 3. f.:
*ik-kà-la-a-šu* KUB XXXIV 6 (= A) Rs. 7′
[*ik-kà*]?-⌜*la-šu*⌝ KBo XXXVI 50 Rs. 13′ (= A Rs. 14′)
[*ik-ka-la-a-šu*] B Vs. 16′
⌜*ik-kà-la*⌝-*a-šú* KBo XXXVI 50 Rs. 9′ (= A Rs. 10′)

G Präs. Sg. 3.:
*i-kal*$_x$?(GUL) KBo IX 49 (= D2) Rs.? 7
[*ik-ka-al-šu*] B Vs. 15′

G Prät. Sg. 3.:
*i-kúl* KUB XXXVII 191 Rs. 6′ (= F Rs. 7′)
*i-kúl* KBo IX 49 (= D2) Rs.? 15

G Inf.:
*a-kà-li-šú* KBo XXXVI 50 Rs. 2′ (= A Rs. 3′)
KÚ-*šu* KUB XXXVII 187 (= J2) 9′

***alāku*** „gehen"

G Präs. Pl. 3. m.:
*il*$_5$-*la-k*[*u*] KBo XXXVI 51 Rs. 3′ (= A Rs. 17′)

***ālittu*** „Gebärerin"
[TU] M 3′, 8′, 18′

***amāru*** „sehen"

G Prät. Sg. 2. m. Subj.:
*ta-mu-ru-šu-ma* KUB IV 53 (= N) Rs. 10′

***ammatu*** „Elle, Unterarm"
[*am-ma-ti-šu*(?)] J1 2
[*am-ma-ti-šu*] B Vs. 12′

***ana*** „zu, nach, für"
*ana* KUB XXXVII 187 (= J2) 5′
*ana* KUB IV 53 (= N) Rs. 9′
*ana* KBo XIV 59 (= G) Vs. 6′, Rs. 4′, 7′
*a-n*[*a*] KBo XXXVI 50 Vs. 9′ (= A Vs. 12)
*a-na* KBo XXXVI 50 Rs. 6′, 9′ (= A Rs. 7′, 10′)
⌜*a-na*⌝ KBo XXXVI 50 Rs. 16 (= A Rs. 17′)
⌜*a*⌝*-na* KBo XXXVI 52 (= B) Vs. 17′
*a-na* KUB XXXVII 192 Vs. 2′, 3′ (= B Vs. 4′, 5′)
*a-na* KUB XXXVII 31 (= H) 1, 9
*a-n*[*a*] KUB IV 14 (= J1) 5
*a-na* KUB XXXVII 187 (= J2) 4′
*a-na* KUB IV 53 (= N) Rs. 10′

***appu*** „Nase", „Spitze"
*ap-pa-šu* KUB IV 14 (= J1) 4
[*a*]*p-pí-šu* KUB XXXIV 6 Vs. 7′ (= A Vs. 15)
[*a*]*p-pí-šu* KUB XXXIV 6 Vs. 8′ (= A Vs. 16)
*ap-pí-šu* KUB XXXIV 6 Vs. 10′, 11′ (= A Vs. 18, 19)
*ap-pí-*⌜*šú*⌝ KUB XXXIV 6 Vs. 12′ (= A Vs. 20)
⌜*ap*⌝-[*pí-šu*] KUB XXXIV 6 Vs. 14′ (= A Vs. 22)
*ap-p*[*í-šu*] KUB XXXVII 195 (= D1) Vs.? 5′
*a*[*p-pí-šu*] KBo IX 49 (= D2) Vs.? 2′
[*ap-pí-šu*]? B Vs. 6′
KIR$_{14}$ KUB XXXVII 189 (= M) 3′, 8′, 18′

***arāku*** „lang sein, werden"
G Präs. Sg. 3.:
[*i*]*r*?*-ri-ik* KUB XXXVII 195 (= D1) Vs.? 3′
*i-ri-*⌜*ik*⌝*-šu-ma* KBo XXXVI 50 Vs. 11′ (= A Vs. 14)
G Präs. Pl. 3.:
[*i*]*r-ri-ku* KUB XXXVII 200 (= K) Vs. 5′
G Perf. Sg. 3.:
*i-*[*t*]*a-rik-ma* KUB XXXVII 120 (= E) 3′

***arḫiš*** „schleunigst", „bald"
*ar-ḫi-iš* KUB IV 53 (= N) Rs. 3′

***arû*** „schwanger sein"
G Stativ Sg. 3. f.:
⌜*e*⌝*-ra-at* KUB XXXVII 189 (= M) 3′

*[e-r]a-at* KUB XXXVII 189 (= M) 8′
*[e-ra-a]t* KUB XXXVII 189 (= M) 18′

***ašābu*** „sitzen“
G Inf.:
*a-ša-ab-šu* KBo XXXVI 50 Rs. 2′ (= A Rs. 3′)

***ašamšūtu*** „Staubsturm“
*a-⌜ša⌝-am-šu-[ta/tu]* KUB XXXVII 120 (= E) 6′

***ašāšu*** „sich betrüben, Depressionen erleiden“
Gtn Präs. Sg. 3.:
*i-ta-na-aš-ša-a-aš* KUB XXXIV 6 Vs. 6′ (= A Vs. 14)

***āšipu*** „Beschwörer“
lú*a-ši-pu* KBo XXXVI 50 Vs. 9′ (= A Vs. 12)

***aššatu*** cf. auch *aštu*

***aššum*** „wegen, betreffs“
*[aš]?-šum* KUB XXXVII 190 (= C) Vs.! 8′
*aš-šum* KBo XIV 59 (= G) Rs. 1′

***aštu*** „Ehefrau“
*al-ti* KUB XXXVII 192 Vs. 4′ (= B Vs. 6′)

***atwû*** „sprechen“
Gt Inf.:
*at-m[e-e]* KBo XXXVI 50 Rs. 9′ (= A Rs. 10′)

***awīlu*** „Mann, Mensch“
LÚ-*lim* KUB XXXVII 192 Vs. 4′ (= B Vs. 6′)

***balāṭu*** „leben, am Leben bleiben“
G Präs. Sg. 3.:
*i-bal-lu-uṭ* KUB XXXVII 192 Vs. 5′ (= B Vs. 7′)
*i-bal-lu-uṭ* KUB XXXVII 190 (= C) Vs.! 8′
*[i]-bal-lu-uṭ* KBo IX 49 (= D 2) Vs.? 8′
*⌜i⌝-bal-lu-uṭ* KUB XXXVII 195 (= D 1) Vs.? 9′
*i-bal-lu-uṭ* KUB XXXVII 195 (= D 1) Vs.? 11′
*i-bal!-lu-uṭ* KBo IX 49 (= D 2) Rs.? 17
*i-[bal-lu-uṭ]* KUB XXXVII 120 (= E) 3′
*[i-bal-lu-uṭ]*? A Vs. 10
G Stativ Sg. 3. m.:
*⌜bá⌝-li-iṭ* KBo XXXVI 50 Vs. 6′ (= A Vs. 9)
D („heilen“) Inf.:
*[bulluṭi-šu]* A Vs. 12

***bašû*** „vorhanden sein"
G Präs. Sg. 3.:
G: GÁL-*ši* KUB IV 53 (= N) Rs. 6′
N („entstehen") Perf. Sg. 3. Subj.:
*it-ta-*⌈*ab*⌉!-*šu* KBo XXXVI 50 Rs. 6′ (= A Rs. 7′)

***bītu*** „Haus"
É-*t*[*i* KUB XXXIV 6 Vs. 13′ (= A Vs. 21)

***burku*** Knie"
*bur-kà-a-šu* KBo XXXVI 50 Rs. 5′ (= A Rs. 6′)

***da'āmu*** „dunkel(farbig) sein"
G Stativ Sg. 3. m.:
*da-im* KUB IV 53 (= N) Rs. 7′
DARA4!-⌈*im*⌉ KUB XXXVII 189 (= M) 18′

***dabābu*** „sprechen, reden"
G Präs. Sg. 3.:
*i-dáb-bu-ub* KBo XXXVI 50 Vs. 5′ (= A Vs. 8)
G Inf.:
*da-bá-bá* KBo XXXVI 50 Vs. 8′ (= A Vs. 11)

***dalāḫu*** „trüben, verstören"
Ntn Präs. Sg. 3.:
[*it-ta-na-ad*(?)-*l*]*a-aḫ* KUB XXXVII 190 (= C) Vs.! 9′

***dāmu*** „Blut"
[*da-m*]*u* KBo XXXVI 50 Rs. 16 (= A Rs. 17)
*da-a-mu* KUB XXXVII 211 (= B) Vs. 6′
*da-*[*a-mu*] KBo XXXVI 52 (= B) Vs. 9′
*da-mi* KUB XXXIV 6 (= A) Rs. 5′
*dam-ma* KUB XXXVII 211 (= B) Vs. 3′
*mu-dá-a-šu*(sic!) KUB IV 14 (= J1) 4
[*da-ma*] F Rs. 9′
ÚŠ.MEŠ-*šú* KUB XXXVII 187 (= J2) 3′

***dâmu*** (?)
*i-*TA*-a-am* KUB XXXVII 190 (= C) Vs.! 4′

***damû*** cf. ***dawû***

***danānu*** „mächtig, schwierig sein/werden"
G Stativ Sg. 3.:
[*da-an*]? A Rs. 10′

***dawû*** „taumeln“

G Präs. Sg. 3.:

[*i-da-mu*] B Vs. 4′, 5′

***edēḫu, edēku*** „mit Flecken versehen“

D Stativ Pl. 3. f.:

*ud-du-ka* KUB XXXVII 31 (= H) 6

***edēku*** cf. ***edēḫu***

***ekēmu*** „wegnehmen“

D Präs. Sg. 3.:

*ú-uk-kà-am* KBo XXXVI 50 Rs. 2′ (= A Rs. 3′)

*ú-uk-kam* KUB XXXVII 187 (= J2) 9′

***eli*** „auf; gegen“

UGU KUB XXXVII 189 (= M) 8′, 18′

˹*e*˺?-[*l*]*i-šú* KBo XXXVI 50 Rs. 11′ (= A Rs. 12′)

***elû*** „aufsteigen; (*libbu*:) „Brechreiz haben“

Gtn Präs. Ventiv Pl. 3. m.:

[*i-te-né*]-˹*el*˺-*la-a* KUB XXXIV 6 (= A) Rs. 11′

***emēdu*** „auferlegen“

G Inf.:

*e-mé-*˹*ed*˺ KBo XXXVI 52 (= B) Vs. 11′

***emēmu*** „heiß sein, werden“

G Stativ Sg. 3. m.:

*e-em*⟨*-ma*⟩ KUB XXXVII 193 (= A) Vs. 1

*e-mì-im* KBo XXXVI 50 Vs. 12′ (= A Vs. 15)

*e-em* KBo XXXVI 50 Vs. 13′ (= A Vs. 16)

***emittu*** cf. ***imittu***

***erēbu*** „eintreten“

G Inf.:

[*e/qé*]?*-re-eb* KUB XXXIV 6 Vs. 13′ (= A Vs. 21)

***erēšu*** „verlangen, wünschen“

G Präs. Sg. 3.:

*i-ir-re-eš* KBo IX 49 (= D2) Rs.? 7

G Prät. Sg. 3.:

*e-ri-iš* KUB IV 53 (= N) Rs. 1′

***eṣēlu*** „lähmen“

Ntn Präs. Pl. 3.f.:
[*it-te*]-*né-en-ṣí-la* KBo IX 49 (= D2) Vs.? 13′
*it-ta-na-an-ṣí-la* KBo XXXVI 52 (= B) Vs. 13′

***ezēbu*** „verlassen"
Št („gerettet werden") Präs. Sg. 3.:
*ul-te-ez-ze-eb* KUB XXXVII 191 Rs. 4′ (= F Rs. 5′)

***galātu*** „erschrecken"
G Stativ Pl. 3.f.:
*gal-ta* KUB XXXIV 6 (= A) Rs. 3′

***gaṣāṣu*** cf. ***kaṣāṣu***

***ḫajjattu*** „krankhafte Schreckhaftigkeit"
*ḫa-ia-at-*×[ KBo XIV 59 (= G) Vs. 3′
*ḫa-ia-a*[*t-* KBo XIV 59 (= G) Vs. 5′

***ḫanāṣu*** „Lippen hochziehen, Zähne zeigen"
D (~ G) Präs. Sg. 3.:
⌜*ú*⌝-*ḫa-an-na-aṣ* KUB XXXVII 202 Vs. 7′ (= L Vs.? 9′)

***ḫarāšu*** „im Kindbett liegen"
G Präs. Sg. 3.:
[*i-ḫ*]*a-ra-aš* KUB XXXVII 211 (= B) Vs. 7′

***ḫepû*** „zerbrechen"
G Stativ Sg. 3. m.:
*ḫe-pí* KUB XXXVII 189 (= M) 17′

***ḫīṭu*** „Fehler, Mangel, Schuld, Sünde"
*ḫi-*⌜*ṭá*⌝ KBo IX 49 (= D2) Vs.? 7′
*ḫi-ṭá* KUB XXXVII 195 (= D1) Vs.? 10′

***ḫuḫḫītu*** „Auswurf"
*ḫu*!-*ḫa*!-*ti₇-šu* KUB XXXVII 31 (= H) 9

***ḫurbāšu*** „Frost, Schauder"
⌜*ḫu*⌝*ur-ba-a-šu* KUB XXXVII 190 (= C) Vs.! 3′

***ilu*** „Gott"
[DINGIR-*šu*] A Vs. 6

***imittu*** „rechte Seite"
*e-mì-it-ti* KUB XXXIV 6 Vs. 7′ (= A Vs. 15)
*e-mì-it-ti* KBo XXXVI 50 Vs. 13′ (= A Vs. 16)
*e-m*[*ì-it-ti*] KUB XXXIV 6 (= A) Rs. 2′
*e-mi-it-ti* KUB XXXIV 6 (= A) Rs. 4′

*im-mì-it-ti* KUB IV 14 (= J 1) 5
[*e-mi/mì-it-ti*] A Vs. 11
[*e-mi/mì-it-t*]*a-*⌜*šu*⌝ KUB XXXIV 6 Vs. 2′ (= A Vs. 10)
*e-mi-it-ta-šu* KBo XXXVI 50 Vs. 7′ (= A Vs. 10)
ZAG KUB XXXVII 187 (= J 2) 4′

***ina*** „in, an; durch; aus"
*ina* KBo XXXVI 53 (= C) Vs. 10′
*ina* KBo XIV 59 (= G) Rs. 5′, 6′
*ina* KUB XXXVII 187 (= J 2) 15′
*i-na* KUB XXXVII 193 (= A) Vs. 4′, 6′
[*i-n*]*a* KUB XXXVII 193 (= A) Vs. 7′
*i-na* KUB XXXIV 6 Vs. 1′ (= A Vs. 9)
*i-n*[*a*] KUB XXXVII 211 (= B) Vs. 6′
[*i-n*]*a* KBo XXXVI 52 (= B) Vs. 9′
*i-na* KBo XXXVI 52 (= B) Vs. 12′, 15′, 16′
⌜*i*⌝*-na* KBo XXXVI 52 (= B) Rs. 7
⌜*i*⌝*-na* KUB XXXVII 195 (= D 1) Vs.? 7′
⌜*i*⌝*-na* KUB XXXVII 191 Rs. 3′ (= F Rs. 4′)
*i-na* KUB IV 14 (= J 1) 6
⌜*i*⌝*-na* KUB XXXVII 187 (= J 2) 6′
*i-na* KUB XXXVII 187 (= J 2) 7′
⌜*i*⌝-[*na*]? KBo XXXVI 50 Vs. 5′ (= A Vs. 8)
[*i-na*] A Vs. 9
[*i-na*] B Vs. 4′, 5′, Rs. 1
[*i-na*] E 2′

***īnu*** „Auge"
Sg.:
[*en-šu*]? A Rs. 4′
[*en-šu*] A Rs. 9′
Dual:
[*e-na*]-⌜*a*⌝*-šu* KUB XXXIV 6 (= A) Rs. 3′
[*e-n*]*a-*⌜*a*⌝*-šu* KUB XXXIV 6 (= A) Rs. 5′
⌜*e*⌝*-na-a-šu* KBo XXXVI 50 Rs. 4′ (= A Rs. 5′)
*e-na-a-šu* KBo XXXVI 50 Rs. 5′ (= A Rs. 6′)
[*e-na-a*]*-šu* KUB XXXIV 6 (= A) Rs. 6′
Pl.:
IGI.MEŠ-*šú* KUB XXXVII 31 (= H) 3

***irtu*** „Brust"
*i-*[*ra-as-sú*] KBo XXXVI 52 (= B) Vs. 15′

***ištu, ultu*** „aus, von; seit"

*iš-*[*tu*] KBo XXXVI 51 (= A) Vs. 5′
*iš-tu* KUB XXXVII 190 (= C) Vs.! 9′
*iš-tu* KUB XXXVII 187 (= J2) 4′
*ul-tu* KUB XXXVII 193 (= A) Vs. 3
*ul-tu* KBo XXXVI 50 Rs. 6′ (= A Rs. 7′)
TA!(ŠA) KUB IV 14 (= J1) 5

***išû*** „haben"
Sg. 3.:
*i-š*[*u*] KUB XXXVII 195 (= D1) Vs.? 1′
*i-šu* KBo IX 49 (= D2) Vs.? 7′, Rs.? 6

***itqu*** „Vlies, Haarschopf"
[*i-ti*]*-iq* KUB XXXVII 31 (= H) 2

***itti*** „mit"
*it-ti* KUB XXXVII 190 (= C) Vs.! 10′
⌜*it*⌝-[*t*]*i-šu* KBo XXXVI 51 (= A) Vs. 6′
*it-ti-šu* KUB XXXVII 191 Rs. 6′ (= F Rs. 7′)

***kabāṣu*** cf. ***kapāṣu***

***kabātu*** „schwer sein, werden"
G Stativ Pl. 3. f.:
*kab-*⌜*ta*⌝ KUB XXXVII 31 (= H) 1

***kajjāna*** „dauernd, ständig"
*k*[*a-a*]-⌜*a*⌝*-na* KBo XXXVI 51 Rs. 3′ (= A Rs. 17′)

***kalâma*** „alles"
*ka-la-a-ma* KUB XXXIV 6 Vs. 3′ (= A Vs. 11)

***kalû*** „zurückhalten"
N Präs. Pl. 3. m.:
*ik-kál-lu-u* KUB XXXVII 192 Vs. 4′ (= B Vs. 6′)

***kapāṣu*** „sich zusammenziehen"
G Präs. Sg. 3.:
*i-kap-pa-a*[*ṣ*] KUB XXXIV 6 (= A) Rs. 9′

***karšu*** „Bauch"
[*k*]*ar-ši* KUB IV 14 (= J1) 1, 2

***kaṣāṣu*** „(Zähne) knirschen lassen"
G Präs. Sg. 3.:
*i-kaṣ-ṣa-aṣ* KBo XXXVI 52 (= B) Vs. 14′

***kaṣû*** „kalt sein, werden"

G Stativ Sg. 3. m.:
*kaṣ-ṣí* KUB XXXIV 6 Vs. 7′ (= A Vs. 15)
⌜*kaṣ*⌝-[*ṣí*] KUB XXXIV 6 Vs. 8′ (= A Vs. 16)
*kaṣ-ṣí-ma* KUB XXXVII 211 (= B) Vs. 3′
*kaṣ-ṣí-ma* KBo XXXVI 52 (= B) Vs. 10′
G Stativ Pl. 3. f.:
[*ka*(*ṣ*)-*ṣa-a*] A Vs. 1

***kašādu*** „erreichen; infizieren"
G Stativ Sg. 3. m.:
*k*[*a-ši-id*] KBo XXXVI 53 (= C) Vs. 10′

***katāmu*** „bedecken"
G Stativ Sg. 3. f.:
*kat-ma-*⌜*at-ma*⌝ KBo XXXVI 50 Rs. 8′ (= A Rs. 9′)
Ntn Präs. Sg. 3.:
[*it-t*]*a-na-ak-tam* KUB XXXVII 187 (= J2) 10′

***kerru*** „Karotidengegend"
*ke-er-ra-a-šu* KBo XXXVI 50 Rs. 5′ (= A Rs. 6′)
*kè-er-ra-a-šu* KBo XXXVI 52 (= B) Rs. 2
*ke-er-ra-a-šu* KBo XXXVI 52 (= B) Rs. 4
[*k*]*è-er-ra-š*[*u*] KBo XIV 59 (= G) Rs. 11′

***kilallū*** „beide"
*ki-la-al-lu-u* KUB XXXIV 6 Vs. 10′, 11′ (= A Vs. 18, 19)
*k*[*i-la-al*]-*l*[*u*]-⌜*u*⌝ KUB XXXIV 6 Vs. 12′ (= A Vs. 20)

***kiṣru*** „Knoten; Gelenk"
*ki-i*[*ṣ-ṣi-ir*] KBo XXXVI 52 (= B) Vs. 12′
*ki-*⌜*ṣí*⌝?-[*ir*?] KUB IV 14 (= J1) 2

***kiṣṣatu*** (eine Hautkrankheit)
*ki-iṣ-ṣa-at* KBo IX 49 (= D2) Vs.? 13′
*ki-iṣ-ṣa-a-tu₄* KBo IX 49 (= D2) Vs.? 11′

***kišādu*** „Nacken"
*ki-ša-a-dì-šu* KBo XXXVI 52 (= B) Vs. 15′
GÚ-*šú* KUB XXXVII 31 (= H) 7
uzuG[Ú-*š*]*ú* KBo XIV 59 (= G) Rs. 5′
uzu*ki-ša-as-sú* KUB IV 14 (= J1) 5

***kunukku*** „Siegel", (*kunuk kišādi* „7. Halswirbel")
[na4KI]ŠIB KUB XXXVII 31 (= H) 7

***lā*** „nicht"
*la* KUB XXXVII 31 (= H) 9

*la-a* KBo XXXVI 50 Vs. 8′ (= A Vs. 11)
⌜*la*⌝-*a* KBo XXXVI 50 Rs. 8′ (= A Rs. 9′)
[*l*]*a-a* KUB XXXIV 6 Vs. 5′ (= A Vs. 13)
[*l*]*a-a* KUB XXXVII 192 Vs. 4′ (= B Vs. 6′)
*la-a* KBo IX 49 (= D 2) Rs.? 6
*la-a* KUB IV 14 (= J 1) 4
*la*[(-*a*)] KUB XXXVII 187 (= J 2) 3′
[*la-a*] A Vs. 12, B Rs. 12
*l*[*a*?(-*a*)] KBo XXXVI 50 Rs. 2′ (=A Rs. 3′), KUB XXXVII 202 (=L) Vs.? 2′
[*la*(-*a*)] L Vs.? 1′
NU KUB XXXVII 187 (= J 2) 5′

***lapātu*** „berühren; infizieren"

G Stativ Sg. 3. m.:
*la-pí-i*[*t*] KBo XXXVI 50 Vs. 2′ (= A Vs. 5)
*la-pí-it* KUB XXXVII 120 (= E) 2′

D Prät. Sg. 3.:
[*ú-la*]*p*!-*pí-sú* KBo IX 49 (= D 2) Rs.? 6

***le'û*** „können"

G Präs. Sg. 3.:
*i-le-e*ʾ-*e* KBo XXXVI 50 Vs. 8′ (= A Vs. 11)
[*i-l*]*e-e*ʾ-*e* KUB XXXIV 6 Vs. 4′ (= A Vs. 12)
[*i-l*]*e*ʾ-⌜*e*⌝ KUB XXXVII 202 (= L) Vs.? 1′

***libbu*** „Inneres, Leib(esinneres)" (*ša libbi-ša* „Leibesfrucht")
ŠÀ-*šu* KBo XXXVI 52 (= B) Rs. 3
ŠÀ-*šú* KUB XXXVII 190 Rs.! 5′ (= C Rs. 8′)
ŠÀ-*šú* KBo IX 49 (= D 2) Rs.? 9
[Š]À-*šu* KUB XXXVII 31 (= H) 8
[ŠÀ-*šu*] A Rs. 11′
[ŠÀ.MEŠ-*šu*]? A Rs. 13′
[ŠÀ.MEŠ-*šu*] A Rs. 14′
*ša* [ŠÀ-*ša*] KUB XXXVII 189 (= M) 8′
*ša* ŠÀ-[*ša*] KUB XXXVII 189 (= M) 9′
⌜*ša*⌝ [ŠÀ-*ša*]? KUB XXXVII 189 (= M) 19′

***liptu*** „Eingreifen, Eingriff"
*li-p*[*í-it*] KBo XIV 59 (= G) Rs. 4′

***līqu*** „Gaumen"
[*li*-(*i*-)*i*]*q* KUB XXXVII 187 (= J 2) 8′

***lišānu*** „Zunge"
EME-*šu* KUB XXXVII 187 (= J 2) 13′, 14′

***lu''û*** „beschmutzt, verunreinigt"
*lu-'u-*[*ú*] KBo IX 49 (= D 2) Rs.? 6
*lu-'a-*⸢*a*⸣-[*tu*] KUB XXXIV 6 (= A) Rs. 11′

***magal*** „sehr"
*ma-gal* KBo XXXVI 50 Vs. 5′ (= A Vs. 8)

***maḫāru*** „empfangen; aufnehmen"
G Präs. Sg. 3. f.:
*ta-maḫ*[*-ḫar*] KUB XXXVII 191 Rs. 5′ (= F Rs. 6′)

***maḫāṣu*** „schlagen"
G Prät. Sg. 3.:
*im-ḫa-*⸢*su*⸣ KBo IX 49 (= D 2) Vs.? 9′
G Stativ Sg. 3. m.:
*ma-ḫi-iṣ* KBo XXXVI 51 (= A) Vs. 4′
*ma-ḫi-iṣ* KBo XXXVI 50 Vs. 3′, 9′, 14′ (= A Vs. 6, 12, 17)
*ma-ḫi-iṣ-ma* KUB XXXVII 211 (= B) Vs. 4′, 5′
*ma-ḫi-iṣ-ma* KBo XXXVI 52 (= B) Vs. 9′, 15′, 16′, Rs. 1
*ma-ḫi-iṣ* KBo XXXVI 52 (= B) Vs. 11′, Rs. 1
[*ma-ḫi-iṣ*] B Vs. 12′
RA-⸢*iṣ*⸣ KBo XIV 59 (= G) Rs. 5′
RA-*iṣ* KBo XIV 59 (= G) Rs. 6′
R[A-*iṣ*] KBo XIV 59 (= G) Rs. 8′

***majjālu*** „Bett"
*ma-ia-li* KBo XXXVI 53 (= C) Vs. 10′

***mākālû*** „Essen"
*ma-ka-le-e* KUB XXXVII 190 (= C) Vs.! 8′

***malû*** „voll sein, werden"
G Stativ Sg. 3. m.:
*ma-li* KUB XXXVII 190 (= C) Vs.! 11′
*ma-a-li* KBo XXXVI 50 Rs. 4′ (= A Rs. 5′)
G Stativ Pl. 3. f.:
*ma-*⸢*la*⸣*-a* KUB XXXVII 191 Rs. 8′ (= F Rs. 9′)
*ma-la-*⸢*a*⸣ KUB XXXIV 6 (= A) Rs. 5′
*ma-*⸢*la-a*⸣ KUB XXXVII 200 (= K) Vs. 4′

***maqātu*** „fallen" (Stativ: „eingefallen sein")
G Prät. Sg. 3.:
*im-qú-ut* KUB XXXVII 195 (= D 1) Vs.? 12′
*im-qú-us-sú* KBo IX 49 (= D 2) Vs.? 17′
[*im*]*-qú-us-s*[*ú*] KBo IX 49 (= D 2) Rs.? 1

G Stativ Pl. 3. m.:
*ma-aq-tù-ma* KUB XXXIV 6 Vs. 6′ (= A Vs. 14)

G Stativ Pl. 3. f.:
*ma-[aq-ta]* KBo XXXVI 52 (= B) Rs. 2
*ma-aq-ta* KBo XXXVI 52 (= B) Rs. 4

Gtn Präs. Sg. 3.:
*im-ta-na-aq-⌈qú⌉-u[t]* KUB XXXVII 190 (= C) Vs.! 3′

***marāṣu*** „krank sein, werden"

G Stativ Sg. 3. m.:
*ma-ri-iṣ* KBo XXXVI 50 Rs. 11′ (= A Rs. 12′)
[*ma-ru-u*]*ṣ* KUB XXXIV 6 Vs. 1′ (= A Vs. 9)

***marṣu*** „krank, Kranker"
[GI]G KUB IV 53 (= N) Rs. 9′, 10′
GIG KUB IV 53 (= N) Rs. 3′

***māru*** „Sohn"
DUMU.MEŠ-[*ša*] KUB XXXVII 189 (= M) 15′, 16′, 18′

***mātu*** „Land"
KUR-*ti* KUB XXXVII 191 Rs. 2′ (= F Rs. 3′)

***mâtu*** „sterben"

G Präs. Sg. 3.:
*i-ma-a-at* KUB XXXVII 190 (= C) Vs.! 5′
BA.ÚŠ KBo XXXVI 50 Rs. 3′ (= A Rs. 4′)
[BA.Ú]Š KBo XXXVI 50 Rs. 4′ (= A Rs. 5′)
BA.⌈ÚŠ⌉ KBo XXXVI 50 Rs. 5′ (= A Rs. 6′)
BA.Ú[Š] KUB XXXIV 6 (= A) Rs. 8′
BA.ÚŠ KBo XXXVI 50 Rs. 8′ (= A Rs. 9′)
[BA.ÚŠ] KBo XXXVI 50 Rs. 10′ (= A Rs. 11′)
BA.ÚŠ KBo XXXVI 50 Rs. 12′ (= A Rs. 13′)
BA.ÚŠ KUB XXXVII 195 (= D 1) Vs.? 4′, 5′, 6′, 7′
[B]A.ÚŠ KUB XXXVII 195 (= D 1) 8′
[B]A.⌈ÚŠ⌉ KBo IX 49 (= D 2) Vs.? 3′
⌈BA⌉.[ÚŠ] KBo IX 49 (= D 2) Vs.? 4′
BA.ÚŠ KBo IX 49 (= D 2) Rs.? 5, 7, 11, 15
[B]A.ÚŠ KUB XXXVII 120 (= E) 4′
BA.⌈ÚŠ⌉ KUB XXXVII 191 Rs. 7′ (= F Rs. 8′)
BA.ÚŠ KUB XXXVII 200 (= K) Vs. 3′
BA.Ú[Š] KUB XXXVII 200 (= K) Vs. 5′
[B]A.ÚŠ KUB XXXVII 200 (= K) Vs. 6′
BA.ÚŠ KUB XXXVII 202 Vs.? 3′ (= L Vs.? 4′)
[B]A.ÚŠ KUB XXXVII 202 Vs.? 4′ (= L Vs.? 5′)

[B]A.ÚŠ KUB XXXVII 202 (= L) Rs.? 1′
BA.ÚŠ KUB IV 53 (= N) Rs. 9′, 10′
[BA.ÚŠ] A Vs. 7, H 9
[BA.ÚŠ]? A Vs. 4, Rs. 5′
[BA.ÚŠ]?? A Vs. 8

***mazzāzu*** „Standort"
*ma-za-az* KUB IV 53 (= N) Rs. 7′

***mešrêtu*** „Gliedmaßen"
*me-eš-r[e-ti-šu]* KBo XXXVI 52 (= B) Vs. 16′

***mimma*** „irgendetwas"
*mi-im-ma* KUB XXXVII 195 (= D 1) Vs.? 10′
[*mi-im*]*-ma* KBo IX 49 (= D 2) Vs.? 7′

***mišittu*** „Schlag(anfall), Infarkt, Lähmung"
*mì-š*[*i*$_x$(ŠE)*-ti*] KBo XXXVI 50 Vs. 7′ (= A Vs. 10)
*mì-ši*$_x$(ŠE)*-ti* KBo XXXVI 50 Vs. 9′ (= A Vs. 12)

***mišlu*** „Hälfte"
*mi-ša-al* KUB XXXVII 191 Rs. 3′ (= F Rs. 4′)

***mitḫāriš*** „in gleicher Weise"
[*mì-i*]*t-ḫa-ri-iš* KUB XXXIV 6 (= A) Rs. 7′
*mì-*⌜*it-ḫa*⌝*-r*[*i-iš*] KUB XXXVII 211 (= B) Vs. 2′
[*mì*]*-*⌜*it-ḫa-ri*⌝*-iš* KBo XXXVI 50 Rs. 9′ (= A Rs. 10′)
[*mi-it-ḫa-ri-iš*] B Vs. 16′

***muḫḫu*** „Schädel; Oberseite"
*mu-uḫ-ḫa-šú* KBo XIV 59 (= G) Rs. 8′
[*muḫ-ḫ*]*i-*[*š*]*u* KBo XXXVI 52 (= B) Rs. 1
*mu-u*[*ḫ*]*-ḫ*[*i-šu*] KUB IV 14 (= J 1) 6
UGU*-šu* KUB XXXVII 187 (= J 2) 5′, 6′, 7′
UGU*-šú* KUB IV 53 (= N) Rs. 6′

***murṣu*** „Krankheit"
*mu-ur-ṣú* KBo XXXVI 50 Vs. 11′ (= A Vs. 14)
[*m*]*u-ur-ṣú* KBo XXXVI 50 Rs. 14′ (= A Rs. 15′)
[*mu-ur-ṣú*]? D 1 3′
[*m*]*u-ur-ṣú* KUB XXXVII 120 (= E) 3′
[*m*]*u-ur-ṣí* KBo XXXVI 51 (= A) Vs. 2
*mu-ur-ṣí* KBo XXXVI 51 (= A) Vs. 3
*mu-ur-*⌜*ṣí*⌝ KBo XXXVI 50 Rs. 13′ (= A Rs. 14′)
[*m*]*u-ur-*[*ṣ*]*í* KBo IX 49 (= D 2) Rs.? 14
*mu-ru-us-s*[*ú*] KUB XXXVII 193 (= A) Vs. 3
*mu-ru-us*!*-sú* KUB XXXVII 193 (= A) Vs. 4

*mu-ru-*⌜*us*⌝?-[*sú*?] KBo XXXVI 50 Rs. 11′ (= A Rs. 12′)
*mu-ra*(sic!)-*sú* KBo XXXVI 50 Rs. 6′ (= A Rs. 7′)

Cf. auch sub *paṭāru*.

***mušītu*** „Nacht“
*mu-ši-ti* KBo XIV 59 (= G) Vs. 2′

***mūšu*** „Nacht“
*mu-ša* KUB XXXVII 211 (= B) Vs. 6′
⌜*mu-ša*⌝ KBo XXXVI 52 (= B) Vs. 8′
*mu-ši* KBo XXXVI 50 Vs. 2′ (= A Vs. 5)
[*mu-ši*] A Vs. 9
[GI$_6$?] KUB XXXVII 191 Rs. 3′ (= F Rs. 4′)

***mūtu*** „Tod“
*mu-ú-ti* KBo XXXVI 52 (= B) Vs. 11′

***nadû*** „werfen; fallen lassen“

G Präs. Sg. 3.:
⌜*i*⌝-[*na-di*] KBo XXXVI 52 (= B) Vs. 14′

***nakāru*** „sich verschlimmern“ (cf. CAD N/1, 164)

Gtn Präs. Sg. 3.:
[*it-ta-na-ak-ki-ir*]?? B Vs. 10′

***nakkaptu*** „Schläfe“
⌜*na*⌝-*k*[*ap-ta*] KBo XXXVI 50 Vs. 13′ (= A Vs. 16)
*na-kap-ta*⟨*-šu*⟩ KBo XXXVI 50 Vs. 12′ (= A Vs. 15)

***napāḫu***

G Stativ („angeschwollen, entzündet“) Pl. 3. f.:
*nap-ḫa* KBo IX 49 (= D 2) Rs.? 9
*nap-ḫa* KUB XXXVII 31 (= H) 8

Ntn („ständig anschwellen, sich entzünden“) Präs. Sg. 3.:
*it-ta-na-an-pa-aḫ* KUB XXXVII 190 Rs.! 5′ (= C Rs. 8′)

D Stativ (Bedeutung wie Stativ G) Pl. 3. f.:
*nu-up-pu-ḫa* KUB XXXVII 31 (= H) 5

***napalkû*** cf. ***nepelkû***

***nāru*** „Fluß“
*na-a-*⌜*ri*⌝ KBo IX 49 (= D 2) Vs.? 9′

***našû*** „erheben“; Stativ: „steif (?) sein“

G Präs. Sg. 3.:
*i-na-aš-ši-šu* KBo XXXVI 52 (= B) Rs. 3

*i-na-aš-ši-šu* KBo XIV 59 (= G) Rs. 10′

G Stativ Pl. 3. f.:
[*na-ša-a*] B Rs. 4
*na-ša-a* KUB XXXVII 202 Vs.? 3′ (= L Vs.? 4′)

G Inf.:
*na-ša-a-e* KUB XXXVII 31 (= H) 1

***nâšu*** „in (unruhige) Bewegung geraten"

D („unruhig bewegen") Präs. Sg. 3.:
*ú-na-a-aš* KUB XXXVII 190 (= C) Vs.! 7′

***nepelkû*** „weit (offen) werden"

Ntn Präs. Pl. 3. f.:
*it-ta-na-pal-ka₄-a* KUB XXXIV 6 (= A) Rs. 6′

***pagru*** „Körper"
*pa-ag-ri-šu* KUB XXXIV 6 Vs. 3′ (= A Vs. 11)

***palāšu*** „durchbohren"

G Stativ Sg. 3. m.:
*pa-liš* KUB XXXVII 189 (= M) 8′, 9′

***pānū*** „Gesicht"
*pa-nu-šu* KUB XXXVII 193 (= A) Vs. 5
*pa-*⌜*nu*⌝*-šu* KBo XXXVI 50 Vs. 11′ (= A Vs. 14)
[*pa-nu-ú-š*]*u* KUB XXXIV 6 Vs. 6′ (= A Vs. 14)

***parāku*** „sich quer legen"

Gtn Präs. Pl. 3.:
[*i*]*p-t*[*a-na-ar-ri-ku*]?? KUB XXXVII 193 Rs. 1′ (= A Rs. 13′)

D Stativ (Augen „sind verdreht") Pl. 3. m.:
*pur-ru-uk-ku* KUB XXXVII 200 (= K) Vs. 2′
*pur-ru-ku* KUB XXXVII 31 (= H) 3

***parû*** „sich erbrechen"

G Prät. Sg. 3.:
[*ip-r*]*u* KUB XXXVII 31 (= H) 9

***paṭāru*** „lösen"

G Stativ Sg. 3. m.:
DU₈ KUB XXXVII 31 (= H) 7

G Stativ Pl. 3. m.:
[*p*]*a-aṭ-ru* KUB XXXVII 202 Vs.? 6′ (= L Vs.? 8′)

G Stativ Pl. 3. f.:
DU₈ KUB XXXVII 187 (= J2) 5′

G Inf.:
*pa-ṭá-a-ar* KBo XXXVI 50 Rs. 13′ (= A Rs. 14′)
[*pa-ṭá-a-ar*] A Vs. 2′, 3′
[*pa-ṭá-a-ar*] D2 Rs.? 14

***pērtu*** „Haupthaar"
*pé-er-ti-šu* KUB XXXVII 31 (= H) 2

***peṣû*** „weiß (hellgrau) sein, werden"
G Stativ Sg. 3. m.:
BABBAR KUB XXXVII 189 (= M) 4′

***petû*** „öffnen"
G Präs. Sg. 3.:
⌜*i-pá*⌝!-*at-ti* KBo XXXVI 50 Rs. 8′ (= A Rs. 9′)

***pû*** „Mund"
*pu-šu* KBo XXXVI 50 Rs. 9′ (= A Rs. 10′)
*pí-šu* KBo XXXVI 50 Rs. 3′ (= A Rs. 4′), 16′ (= A Rs. 17′)
*pí-šu* KBo XXXVI 52 (= B) Rs. 5
*pí-šú* KUB XXXVII 187 (= J2) 8′
[*pí*?]-*šu* KUB XXXVII 31 (= H) 10

***puquddû*** „Übergabe"
[*pu-q*]*ú-ud-de*$_9$ KUB XXXVII 192 Vs. 3′ (= B Vs. 5′)
[*pu-qú-ud-de*$_9$] B Vs. 4′

***qablītu*** „mittlere Nachtwache"
[*q*]*áb-li-ti* KUB XXXVII 120 (= E) 2′

***qablu*** „Hüfte"
*qà-ab-li-šu* KBo XXXVI 52 (= B) Vs. 12′

***qabû*** „sagen"
G Präs. Sg. 3.:
*i-qáb-bi* KBo IX 49 (= D2) Vs.? 15′

***qadūtu*** „Schlamm" (e. Krankheitssymptom)
*qá-du-ti* KBo XXXVI 50 Rs. 4′ (= A Rs. 5′)
[*qá*?-*du*?-*t*]*i*? KUB XXXVII 120 (= E) 8′

***qaqqadu*** „Kopf"
[SAG.DU-*s*]*ú* KUB XXXIV 6 (= A) Rs. 10′
[SA]G.DU-*šú* KUB XXXVII 211 (= B) Vs. 5′
[S]AG.DU-*šu* KBo XXXVI 52 (= B) Vs. 9′
SAG.DU-*šú* KBo XXXVI 52 (= B) Vs. 16′
⌜SAG.DU-*šú*⌝ KBo XXXVI 52 (= B) Rs. 7

SAG.D[U]-*šú* KUB XXXVII 190 + KBo XXXVI 53 (= C) Vs. 9′
SAG.⸢DU⸣-*šu* KBo XIV 59 (= G) Rs. 6′

***qatû*** „zu Ende gehen"

G Stativ Sg. 3. m.:
*qa-ti* KBo XXXVI 51 Rs. 4′ (= A Rs. 18′)

***qātu*** „Hand"

Sg.:
*qá-a*[*t*] KBo XIV 59 (= G) Rs. 7′
ŠU-*sú* KBo XXXVI 52 (= B) Vs. 14′
ŠU KBo XXXVI 50 Vs. 6′ (= A Vs. 9)
ŠU KUB XXXIV 6 Vs. 2′, 4′ (= A Vs. 10, 12)
⸢ŠU⸣ KBo XXXVI 50 Rs. 10′ (= A Rs. 11′)
ŠU KUB XXXVII 192 Vs. 2′, 3′, 6′ (= B Vs. 4′, 5′, 8′)
Š[U] KBo XXXVI 52 (= B) Vs. 11′
ŠU KUB XXXVII 190 (= C) Vs.! 6′, 9′
ŠU KBo XXXVI 53 (= C) Vs. 7′
[Š]U KBo XXXVI 53 (= C) Vs. 10′
ŠU KUB XXXVII 190 (= C) Vs.! 13′
ŠU KBo XIV 59 (= G) Rs. 4′, 7′
[ŠU] A Rs. 13′, B Vs. 12′, 14′, 15′, 16′, Rs. 1, L Vs.? 2′, N 6′

Dual:
*qá-ta-a-šu* KUB XXXIV 6 (= A) Rs. 10′
*qá-*⸢*ta*⸣-[*a-šu*] KUB XXXVII 193 (= A) Vs. 1
*qa-ta-a-šu* KUB IV 14 (= J 1) 6

Pl.:
ŠU.MEŠ-*šu* KBo XXXVI 52 (= B) Vs. 13′
ŠU.MEŠ-*šu* KUB XXXVII 190 (= C) Vs.! 7′
ŠU.MEŠ-*šú* KBo XIV 59 (= G) Rs. 2′

***qerbu*** „Inneres, Mitte"
[*e/qé*]?-*re-eb* KUB XXXIV 6 Vs. 13′ (= A Vs. 21)

***qību*** „Prognose"
[*qí-i-bá*] A Vs. 13

***ragāmu*** „rufen; gerichtlich klagen"

G Präs. Pl. 3. m.:
*i-ra-gu-mu-šu* KUB IV 53 (= N) Rs. 5′

***rašû*** „bekommen"

Gtn Präs. Sg. 3.:
*i*[*r-ta-na-aš-ši*] KBo XXXVI 50 Vs. 3′ (= A Vs. 6)

***redû*** „folgen"; „seinen Weg gehen", (Zunge) „herausfallen"

Gt Präs. (?) Sg. 3.:

˹*ir*˺-*t*[*a-de*$_4$/*di*$_{12}$] KUB XXXVII 187 (= J2) 13′

*ir-ta-*˹*de*$_4$/*di*$_{12}$˺ KUB XXXVII 187 (= J2) 14′

Š („weitergehen") Prät. Sg. 3.:

*uš-tar-di*$_{12}$*-ma* KBo XXXVI 50 Rs. 14′ (= A Rs. 15′)

***rēšu*** „Spitze, Anfang"

[*re-e*]*š* KBo XXXVI 50 Vs. 2′ (= A Vs. 5)

*rēš libbi* „Epigastrium":

*re-eš* KUB XXXVII 190 Rs.! 5′ (= C Rs. 8′)

***rupuštu*** „Auswurf"

*ru-pu-ul-t*[*u*$_4$/*tù*] KBo XIV 59 (= G) Vs. 4′

***sadāru*** „aneinanderreihen; (gleich) bleiben"

G Stativ Sg. 3. m.:

*sà-de*$_4$*-er-šu* KUB XXXVII 190 (= C) Vs.! 9′

***sāmu*** „rot"

*sà-a-mi* KBo XXXVI 50 Rs. 4′ (= A Rs. 5′)

[*sà*?]-*am-ta* KUB XXXVII 200 (= K) Vs. 4′

***siāmu*** „rot, braun sein, werden"

G Stativ Sg. 3. m.:

*sà-a-am* KUB XXXVII 190 (= C) Vs.! 10′

[*sà-a-am*] (?) C Vs. 11′

SA$_5$ KUB XXXVII 189 (= M) 6′, 19′

G Stativ Pl. 3. m.:

*sà-a-mu* KUB XXXVII 193 Rs. 2′ (= A Rs. 14′)

G Stativ Pl. 3. m./f.:

SA$_5$.MEŠ KUB XXXVII 31 (= H) 3

***sili'tu*** „Krankheit"

*si-li-it-ta-šu* KUB IV 53 (= N) Rs. 2′

***sinništu*** „Frau"

*si-ni-il-t*[*i*] KUB XXXVII 190 (= C) Vs.! 10′

***ṣabātu*** „ergreifen"

G Stativ Sg. 3. m.:

[*ṣa*]-*bi-is-s*[*ú*] KBo XXXVI 50 Vs. 1′ (= A Vs. 4)

*ṣi*(sic!)-*bi-it-ma* KBo XXXVI 52 (= B) Rs. 5

***ṣadāru*** „schief werden/liegen" (?)

D („verzerren"[?]) Stativ Sg. 3. m.:

*ṣú-un-dur* KBo XXXVI 50 Rs. 3′ (= A Rs. 4′)
*ṣú-un-dur*$_x$(TUR) KUB XXXVII 31 (= H) 10

***ṣâdu*** „umherjagen, sich drehen; zucken"
Gtn Präs. Pl. 3. m.:
*iṣ-ṣa-nu-un-du*$_4$ KUB XXXVII 193 (= A) Vs. 5

***ṣalāmu*** „schwarz, dunkel sein, werden"
G Stativ Sg. 3. m.:
GI$_6$ KUB XXXVII 189 (= M) 5′
G Stativ Pl. 3. m.:
[*ṣa-al-mu*] A Rs. 13′

***ṣalmu*** „schwarz"
[*ṣa-l*]*i-im-ta* KUB XXXVII 190 (= C) Vs.! 11′

***ṣapāru*** „eindrücken"
G Stativ Sg. 3. m.:
*ṣa-pí-ir* KUB IV 14 (= J 1) 4
*ṣa-pí-ir* KUB XXXVII 187 (= J 2) 3′

***ṣarāḫu*** III „erhitzen"
G Stativ Sg. 3. m.:
*ṣa*!(Text: A)-*ri-iḫ* KBo XXXVI 52 (= B) Rs. 2
*ṣa-ri-*⌜*iḫ*⌝! KBo XIV 59 (= G) Rs. 9′

***ṣētu*** „Glut; Fieber"
*ṣe-e-ti* KBo IX 49 (= D 2) Vs.? 13′

***ṣibtu*** „Greifen, Packen; Anfall"
*ṣi-bi-it* KUB XXXVII 190 Rs.! 6′ (= C Rs. 9′)
[*ṣ*]*í-bi-is-sú* KUB XXXVII 193 Rs. 4′ (= A Rs. 16′)
*ṣ*[*i-bi-is-sú*] KBo XXXVI 52 (= B) Vs. 10′
[*ṣ*]*i-bi-is-s*[*ú*] KBo XXXVI 53 (=C) Rs. 3′

***ša*** (Determinativpronomen)
[*š*]*a* KUB XXXIV 6 (= A) Rs. 9′
⌜*ša*⌝ KBo XXXVI 50 Vs. 12′ (= A Vs. 15)
*ša* KUB XXXIV 6 Vs. 7′, 8′ (= A Vs. 15, 16)
*ša* KBo XXXVI 50 Vs. 13′ (= A Vs. 16)
[*š*]*a* KUB XXXIV 6 (= A) Rs. 2′, 4′
*ša* KBo XXXVI 53 (= C) Rs. 4′
[*š*]*a* KUB XXXVII 187 (= J 2) 13′
*ša* KUB IV 53 (= N) Rs. 10′
Cf. auch sub *libbu*.

***šakānu*** „(er)stellen"

G Präs. Sg. 3.:

*i-ša-kán* KUB XXXIV 6 Vs. 5′ (= A Vs. 13)

Gtn Präs. Sg. 3.:

*it*(sic!)-*ta-na-ak-kán* KUB IV 53 (= N) Rs. 4′

***šamû*** „Himmel"

*ša-me-e* KUB XXXIV 6 (= A) Rs. 8′

***šanû*** „sich ändern"

Gtn Präs. Sg. 3.:

*il₅-ta-na-an-ni-šu* KUB XXXVII 190 (= C) Vs.! 6′

***šaptu*** „Lippe"

*ša-ap-ta-šu* KBo XXXVI 52 (= B) Rs. 6

***šapūlu*** „Leisten(gegend)"

*ša-pu-ul-li-šu* KUB IV 14 (= J 1) 3

[*š*]*a-pu-ul-li-šú* KUB XXXVII 187 (= J 2) 2′

***šāru*** „Wind"; „Atem"

[*ša*]-⌜*a-ar*⌝ KUB XXXIV 6 Vs. 10′ (= A Vs. 18)

[*ša*]-*a-ar* KUB XXXIV 6 Vs. 11′, 12′ (= A Vs. 19, 20)

[*ša-a-a*]*r* KUB XXXIV 6 Vs. 14′ (= A Vs. 22)

⌜*ša-a-ar*⌝ KUB XXXVII 195 (= D 1) Vs.? 5′

[*ša-a-a*]*r* KBo IX 49 (= D 2) Vs.? 2′

[*ša-a-ar*] A Vs. 15, 16

***šemû*** „hören"

G Stativ Pl. 3. f.:

[*še-ma-a*] B Rs. 1

***šēpu*** „Fuß"

Dual:

*še-pa-a-šu* KUB XXXVII 193 (= A) Vs. 1

*še-pa-a-*[*šu*] KUB XXXIV 6 (= A) Rs. 10′

⌜*še*⌝-*p*[*a-a-šu*] KBo XXXVI 52 (= B) Rs. 4

Pl.:

GÌR.MEŠ-*šú* KBo XXXVI 53 (= C) Vs. 9′

GÌR.MEŠ-*šú* KUB XXXVII 190 (= C) Vs.! 7′

[GÌR?].MEŠ-*šú* KUB XXXVII 211 (= B) Vs. 4′

[GÌR.MEŠ?-*š*]*ú* KUB XXXVII 31 (= H) 1

***šer'ānu*** „Band, Ader, Arterie; Sehne; Nerv"

*še-er-a-an* KUB IV 14 (= J 1) 3

**šērtu** „Morgen“
*še-er-ti* KUB XXXIV 6 Vs. 1′ (= A Vs. 9)

**šimītān** „Abend“
*ši-mi-ta-a-a*[*n*] KUB XXXVII 193 (= A) Vs. 4

**šinnu** „Zahn“
*ši-in*$_4$*-na-a-šú* KBo XXXVI 52 (= B) Vs. 14′
ZU9.MEŠ-*šu* KBo XIV 59 (= G) Rs. 3′

**šū** „der betreffende“
*šu-ú* KUB IV 53 (= N) Rs. 3′
BI KUB IV 53 (= N) Rs. 9′, 10′

**šuburru** „After“
*šu-bur-ri-šu* KUB XXXVII 187 (= J2) 15′
*š*[*u*]?-⌜*bu*⌝-*ri-šu* KUB XXXVII 120 (= E) 1′

**šumēlu** „linke Seite“
*šu-me-li* KUB XXXIV 6 Vs. 8′ (= A Vs. 16)
*šu-me-e-li* KUB XXXIV 6 (= A) Rs. 9′
GÙB KUB XXXVII 187 (= J2) 4′
GÙB KBo XXXVI 50 Vs. 12′ (= A Vs. 15)
GÙB KBo XXXVI 53 (= C) Rs. 4′

**šumma** „wenn“
DIŠ KBo XIV 59 (= G) passim
⌜DIŠ⌝ KUB XXXVII 189 (= M) 1′, 2′, [DIŠ] passim

**šumšû** „die Nacht verbringen; nicht schlafen können“
Š Präs. Sg. 3.:
*ú-ša-an-ša* KBo XXXVI 50 Vs. 6′ (= A Vs. 9)

**tabāku** „(hin)schütten“
G Stativ Sg. 3. f.:
*ta-ab-kà-at* KUB XXXIV 6 Vs. 2′ (= A Vs. 10)
*ta-ab-kà-at* KBo XXXVI 50 Vs. 7′ (= A Vs. 10)
*ta-a*[*b*]-*kà-at*!(Text: AB) KBo XXXVI 50 Vs. 8′ (= A Vs. 11)

**tarāṣu** „ausstrecken“
Ntn Präs. Sg. 3.:
*it-ta-na-at-ra-aṣ* KUB XXXVII 191 Rs. 7′ (= F Rs. 8′)

**tebû** „aufstehen“
G Präs. Sg. 3.:
*i-te-eb-bi* KUB IV 53 (= N) Rs. 3′
*i-te-eb*⟨*-bi*⟩? KUB XXXVII 193 (= A) Vs. 2

*i-tab-bi-m*[*a*?] KUB XXXVII 202 (= L) Vs.? 8′
G Stativ Pl. 3. m.:
*te-bu* [ KUB XXXVII 187 (= J2) 2′

***tīku*** „Regenguß"
*ti₇-ik* KUB XXXIV 6 (= A) Rs. 8′

***tulû*** „Brust"
UBUR KUB XXXVII 189 (= M) 8′, 18′
UBU[R] KUB XXXVII 189 (= M) 3′
[U]BU[R]? KUB XXXVII 189 (= M) 24′

***ṭeḫû*** „sich nähern"
G Präs. Sg. 3.:
*i-ṭ*[*e₄-eḫ-ḫi*] KUB XXXVII 31 (= H) 9

***u*** „und"
*ù* KBo XXXVI 51 (= A) Vs. 5′
*ù* KBo XXXVI 50 Vs. 5′ (= A Vs. 8)
*ù* KBo XXXVI 50 Rs. 2′ (= A Rs. 3′)
*ù* KUB XXXVII 211 (= B) Vs. 4′, 5′, 12′
⌜*ù*⌝ KUB XXXVII 211 (= B) Vs. 6′, 8′, 13′
⌜*ù*⌝ KUB XXXVII 190 (= C) Vs.! 11′
*ù* KUB XXXVII 120 (= E) 6′
*ù* KUB IV 14 (= J1) 2
*ù*! KUB XXXVII 187 (= J2) 10′
*u* KUB IV 53 (= N) Rs. 6′

***ubānu*** „Finger"
*ú-bá-na-ti-šú* KUB IV 14 (= J1) 1, 2
[Š]U.[S]I.⌜MEŠ⌝-*š*[*u*] KUB XXXVII 187 (= J2) 1′

***ul*** „nicht"
⌜*ú*⌝-*ul* KBo XXXVI 51 Rs. 4′ (= A Rs. 18′)
*ú-ul* KUB XXXVII 195 (= D1) 10′
*ú-ul* KBo IX 49 (= D2) Vs.? 7′
*ú-ul* KUB XXXVII 191 Rs. 5′ (= F Rs. 6′)

***ultu*** cf. ***ištu***

***ūmakal*** „den ganzen Tag"
*ú-ma-kál* KBo XXXVI 52 (= B) Rs. 3
*ú-m*[*a-kál*] KBo XXXVI 52 (= B) Rs. 3

***ummu*** „Hitze; Fieber"
⌜*um*⌝-*ma* KBo XXXVI 52 (= B) Rs. 2
[*u*]*m-ma* KBo IX 49 (= D2) Rs.? 6

*ú-ma* KBo XIV 59 (= G) Rs. 9′

***ūmu*** „Tag"
UD-*mi* KUB IV 53 (= N) Rs. 9′
UD-*um* KUB IV 53 (= N) Rs. 10′
UD 1.KAM KBo XIV 59 (= G) Rs. 2′
UD 3.KAM KUB XXXVII 193 (= A) Vs. 7′
UD 3.KAM KUB XXXVII 195 (= D 1) 7′
UD 5.KAM KUB XXXVII 193 (= A) Vs. 3′, 6′
[UD 3+]2.KAM KUB XXXVII 193 Rs. 5′ (= A Rs. 17′)
UD 10.KAM KUB XXXVII 193 (= A) Vs. 6′
[UD] 10.KAM KBo XXXVI 50 Rs. 14 (= A Rs. 15′)
UD 10[.KAM] KUB XXXVII 193 Rs. 5′ (= A Rs. 17′)
[UD] ⌜12⌝?.[KA]M KUB XXXVII 192 Vs. 6′ (= B Vs. 8′)
[UD n.KAM]? A Vs. 8

***urru*** „Tag"
[*ur-ra*] B Vs. 6′, 8′

***uznu*** „Ohr"
*uz-né-e-*[*šu*] KBo XXXVI 52 (= B) Rs. 1

***warāqu*** „gelbgrün, grün sein, werden"
G Stativ Sg. 3. m.:
SIG7 KUB XXXVII 189 (= M) 7′

***wurqu*** „gelbgrüner Fleck"
*ur-q*[*a*] KUB XXXVII 189 (= M) 20′

***wu''urtu*** „Auftrag, Befehl"
*ú-bur-ti* KBo XXXVI 52 (= B) Vs. 17′ dazu?

***zaqāpu*** „aufrichten"
G Stativ Sg. 3. f.:
*za-aq-pá-at* KUB XXXVII 31 (= H) 2, 4

***zaqāru*** „herausragend sein; hervorstehen"
G Stativ Sg. 3. m.:
*za-qí-ir* KBo IX 49 (= D 2) Rs.? 5

***zenû*** „zürnen"
G Stativ Sg. 3. m.:
[*ze-ni*]? A Vs. 6

***zubbu*** „Fliege"
NIM KUB XXXVII 31 (= H) 9

***zumru*** „Leib, Körper“
*zu-u*[*m-ri-šu*] KUB XXXVII 193 (= A) Vs. 6′
*zu-um-mu-ur-šu* KBo XXXVI 52 (= B) Vs. 10′
[*zu-u*]*m-*[*mu-u*]*r-*⌜*šú*⌝ KUB XXXVII 190 (= C) Vs.! 10′
*zu-um-mu-ur-šú* KBo XXXVI 53 (= C) Vs. 11′

***zūtu*** „Schweiß“
*zu-ú-ta* KBo XXXVI 50 Vs. 3′ (= A Vs. 6)

## Logogramme, Determinative und Zahlen

## Hethitische und luwische Glossen

***appatar*** n. „Ergreifung"
*ap-pa-tar-še-e*[*t*] KUB XXXVII 190 (= C) Vs.! 6′

***ar-*** „stehen"
Med. Präs. Sg. 3.:
*ar-ta-ri* KBo IX 49 (= D 2) Vs.? 14′

***arḫa*** „weg"
*ar-ḫa* KUB XXXVII 190 (= C) Vs.! 4′

***irmanant-*** c. „Krankheit"
GIG-*an-za* KUB XXXVII 190 (= C) Vs.! 4′
*ir-ma-na-an-za* KUB XXXVII 190 (= C) Vs.! 6′ (oder „Kranker"?)

***kán-ta-***x[ KUB XXXVII 190 + KBo XXXVI 53 (= C) Vs. 7′

***maḫḫan*** „sobald"
GIM-*an* KUB XXXVII 190 (= C) Vs.! 4′

***maḫḫur*** „?" (oder *maḫḫar* ?)
*ma-aḫ-ḫur* KUB XXXVII 195 (= D 1) 8′
[*ma-a*]*ḫ-ḫur* KBo IX 49 (= D 2) Vs.? 5′

***miriḫa-*** c. „Schlamm" (e. Krankheitssymptom)
Nom. Sg.:
*mi-ri-ḫa-aš* KBo XXXVI 50 Rs. 3′a (= A Rs. 4′a)
*mi-r*[*i*]-⸢*ḫa-aš*⸣ KUB XXXVII 120 (= E) 8′

***pattarta-*** (?), ***patḫašta-*** (?) c. (e. Körperteil; ~ ŠÀ.MEŠ „Eingeweide"?)
Luw. Nom. Pl.:
*pa-*⸢*at*?-TAR⸣?-*ta-an-zi* KBo XXXVI 50 Rs. 12′ (= A Rs. 13′)

***šani-*** „?" c.
Luw. Nom. Pl.:
*ša-ni-in-*[*zi*] KUB XXXVII 195 (= D 1) 8′
*ša-ni-in*$_4$*-zi* KBo IX 49 (= D 2) Vs.? 5′

***šarra*** „hinauf" (?)
*šar-ra* KBo IX 49 (= D 2) Vs.? 14′

***šup-*** „schlafen"
Med. Präs. Sg. 3.:
*Ú-UL šu-up-pa-ri* KUB XXXVII 190 Rs.! 6′ (= C Rs. 9′); Entsprechung zu akkadisch [*ušanša*] „er kann nicht schlafen" (*šumšû*)?

***dala-*** „lassen“

Präs. Sg. 3.:

*da-la-a-*⌜*i*⌝ KUB XXXVII 190 (= C) Vs.! 4′

[*da-*]*la-a-i* KBo XXXVI 53 (= C) Vs. 7′

***dankui-*** „dunkel“

Nom. Pl. c.:

*da-an-ku-u̯a-eš*[ KBo XXXVI 50 Rs. 12′ (= A Rs. 13′)

***tar-pal-li***[*š/l*[$i_{12}$ KUB XXXVII 193 (= A) Vs. 5

Präs. Sg. 3.:

***tar-ši-i̯a-i*** KUB XXXVII 193 (= A) Vs. 2

***tar-ru*** KBo IX 49 (= D 2) Vs.? 14′

Präs. Sg. 3.:

[… ]***-nu-uš-ki-iz-zi*** KUB XXXVII 190 (= C) Vs.! 7′

***Ú-UL*** „nicht“ KUB XXXVII 190 Rs.! 6′ (= C Rs. 9′)

## Götter und Dämonen

***alû***

⟨*a-*⟩*le-e* KBo XXXVI 50 Vs. 6′ (= A Vs. 9)

**Eṭemmu**

$^{d}$*I-ṭem-me* KUB XXXVII 190 Rs.! 4′ (= C Rs. 7′)

[$^{d}$*I-ṭ*]*em-me* KUB XXXVII 190 Rs.! 7′ (= C Rs. 10′)

$^{d}$⌜*I*⌝?[*-ṭem*?*-me*?] KUB XXXVII 190 Rs.! 6′ (= C Rs. 9′)

[ŠU GIDI]M?.MA KBo XXXVI 50 Rs. 12′ (= A Rs. 13′)

**Ištar**

$^{d}$*Ištar* KUB XXXVII 192 Vs. 3′ (= B Vs. 5′)

[$^{d}$*Ištar*] ?? B Vs. 12′

[$^{d}$*Ištar*] B Vs. 14′

[$^{d}$*Ištar*] B Vs. 15′

[$^{d}$*Ištar*] B Vs. 16′

[$^{d}$*Ištar*] B Rs. 1

$^{d}$GAŠAN KBo XIV 59 (= G) Rs. 4′, 7′

**Kūbu**

$^{d}$*Ku-bi* KUB IV 53 (= N) Rs. 7′

**Māšu**

$^{d}$MAŠ.[TAB(.BA)] KUB XXXVII 192 Vs. 2′, 3′ (= B Vs. 4′, 5′)

**Ninurta**
$^{d}$*Ni-in-*⸢*nu*⸣*-ú*[*r-ta*] KUB XXXVII 192 Vs. 6′ (= B Vs. 8′)

***rābiṣu***
*r*[*a-bi-i*]*ṣ* KBo XXXVI 50 Vs. 9′ (= A Vs. 12)
*ra-bi-iṣ* KBo IX 49 (= D 2) Vs.? 9′
*ra-*⸢*bi-iṣ*⸣ KUB XXXVII 195 (= D 1) 12′
[*ra-bi-ṣí*] A Vs. 10

**Sîn**
$^{d}$XXX KUB XXXVII 190 (= C) Vs.! 6′
$^{d}$XXX KBo XXXVI 53 (= C) Vs. 7′
⸢$^{d}$⸣XXX KUB XXXVII 190 (= C) Vs!. 9′
⸢$^{d}$⸣XXX KUB IV 53 (= N) Rs. 6′

**Šamaš**
[$^{d}$UT]U KUB XXXVII 192 Vs. 2′ (= B Vs. 4′)
⸢$^{d}$UTU⸣ KBo XXXVI 53 (= C) Vs. 10′
⸢$^{d}$⸣UTU KUB XXXVII 190 + KBo XXXVI 53 (= C) Vs. 13′
$^{d}$UTU KUB IV 53 (= N) Rs. 6′

**Šullak**
$^{d}$*Šu-la-*⸢*ak*⸣ KUB XXXIV 6 Vs. 2′ (= A Vs. 10)
$^{d}$*Šu-la-ak* KUB XXXIV 6 Vs. 4′ (= A Vs. 12)

**Šulpae**
[$^{d}$*Šu-u*]*l-pa-e* KUB XXXVII 202 (= L) Vs.? 2′

# ZITIERTE TEXTSTELLEN

# TAFELN

455/c

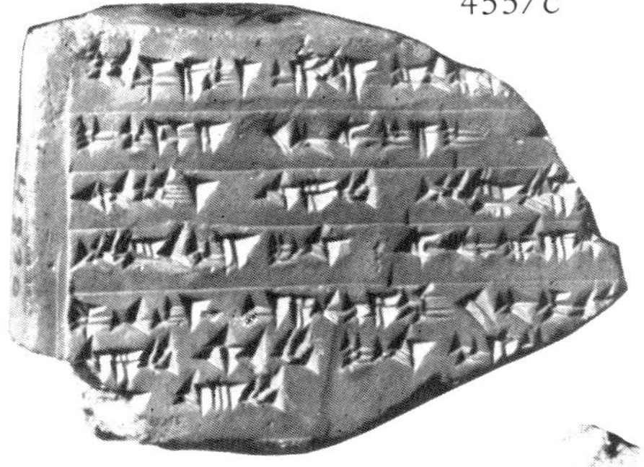

1294/v

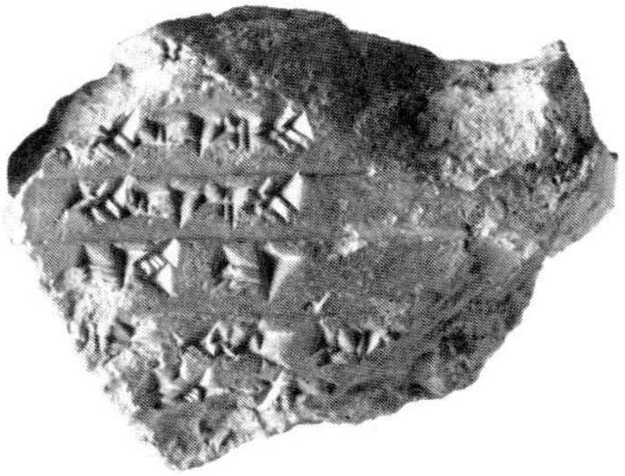

385/b

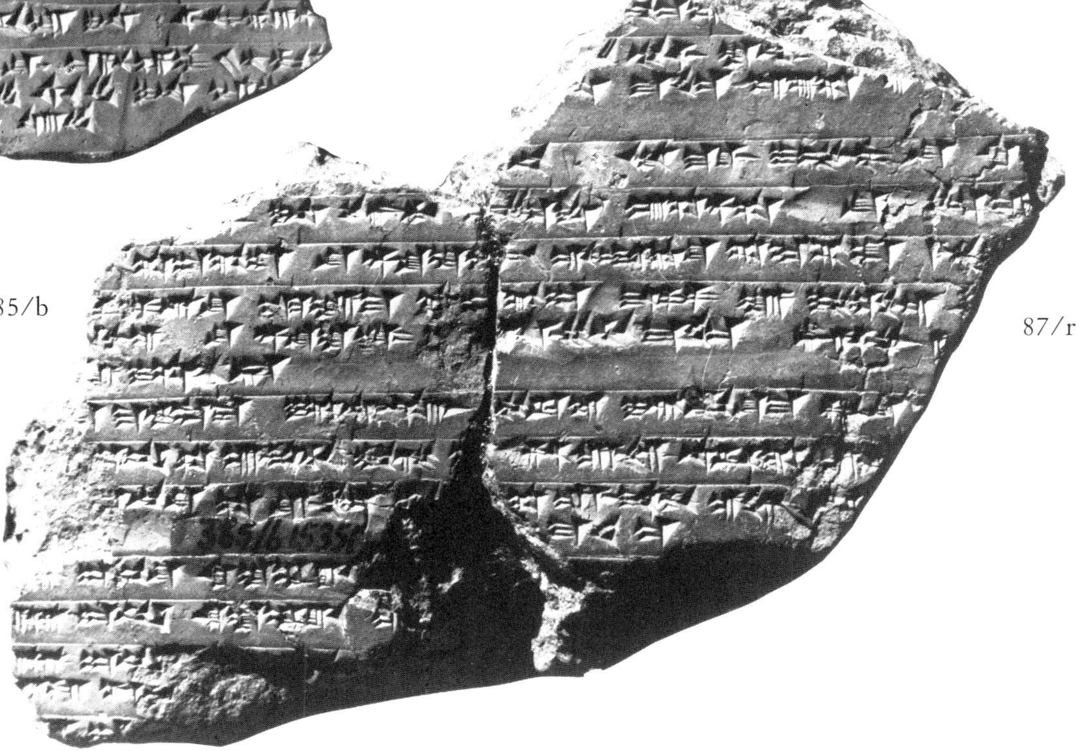

87/r

Tafel A, Vs.: 455/c (–) 1294/v (+) 87/r + 385/b
= KUB XXXVII 193 (+) KBo XXXVI 51 (+) KBo XXXVI 50 + KUB XXXIV 6

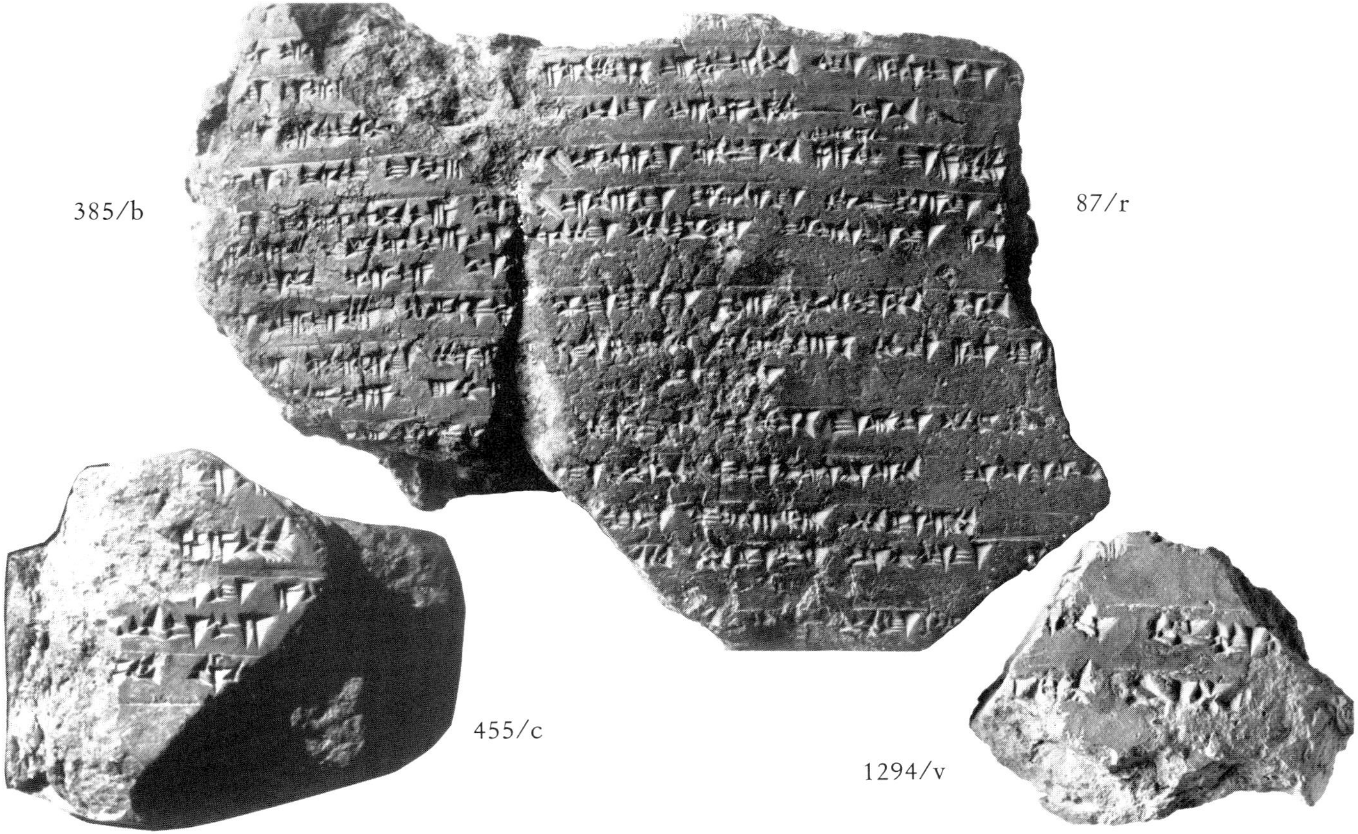


Tafel A, Rs.: 455/c (+) 1294/v (+) 87/r + 385/b
= KUB XXXVII 193 (+) KBo XXXVI 51 (+) KBo XXXVI 50 + KUB XXXIV 6

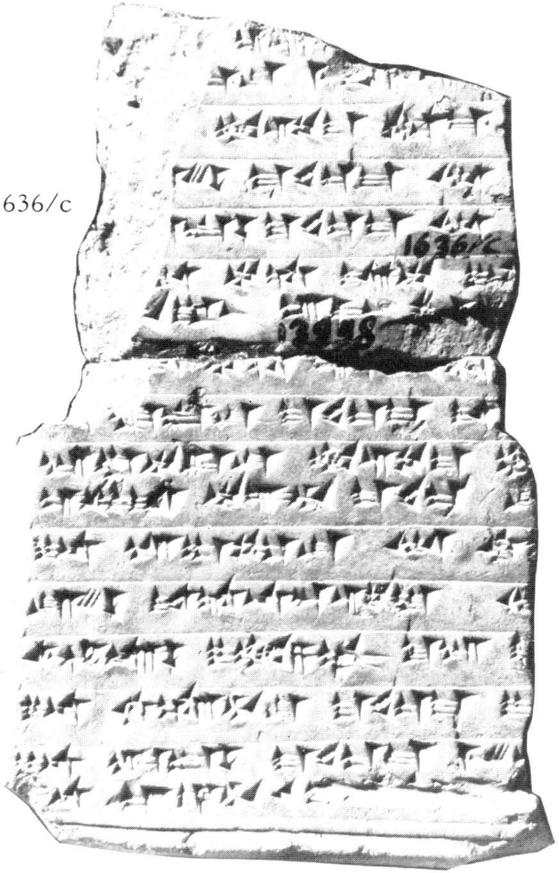


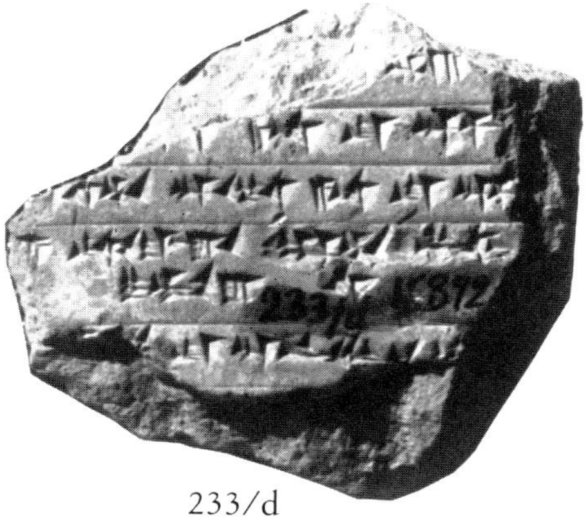


Tafel B, Vs.: 1636/c + 225/q (+) 233/d
= KUB XXXVII 211 + KBo XXXVI 52 (+) KUB XXXVII 192

TAFEL IV

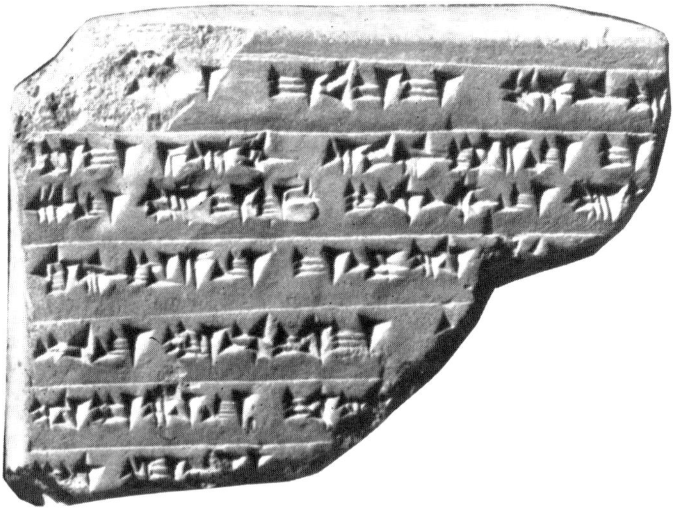

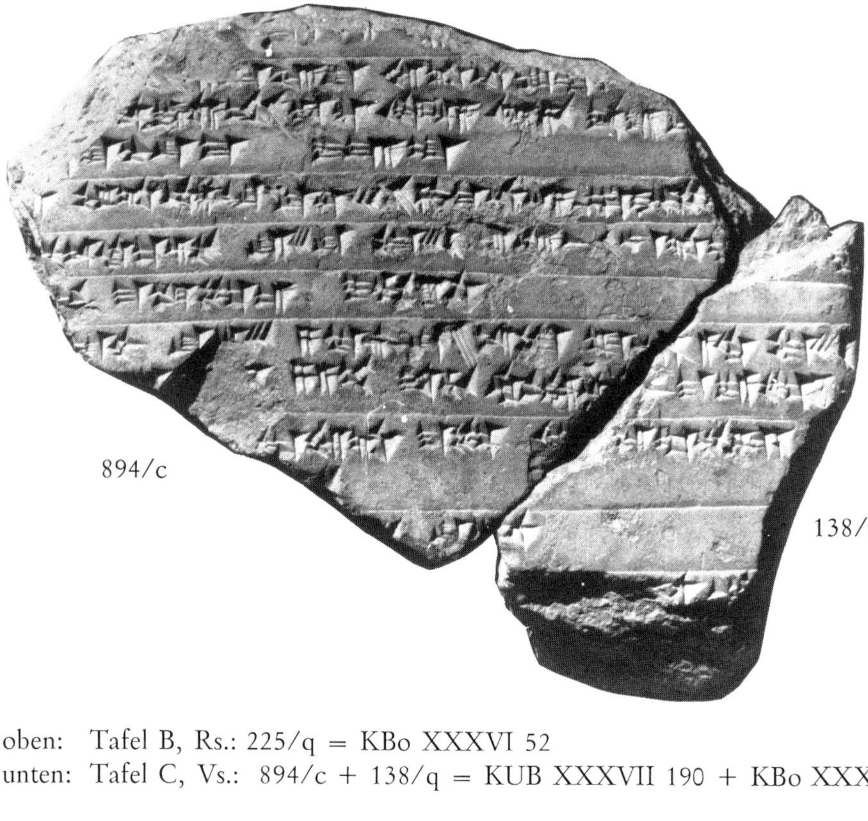

894/c

138/q

oben: Tafel B, Rs.: 225/q = KBo XXXVI 52
unten: Tafel C, Vs.: 894/c + 138/q = KUB XXXVII 190 + KBo XXXVI 53

TAFEL V

894/c

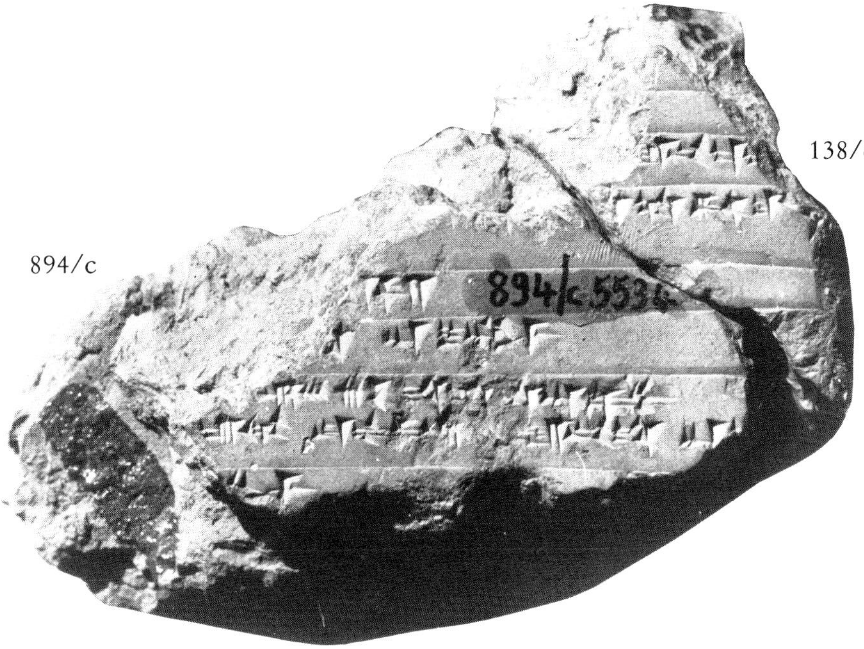

138/q

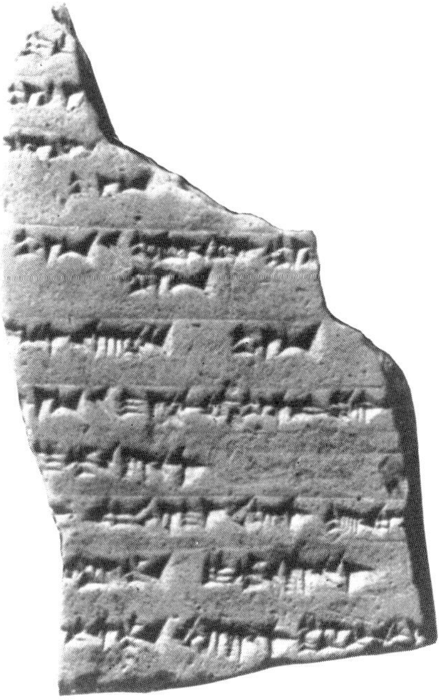

oben: Tafel C, Rs.: 894/c + 138/q = KUB XXXVII 190 + KBo XXXVI 53
unten: Fragment D 1, 901/c = KUB XXXVII 195

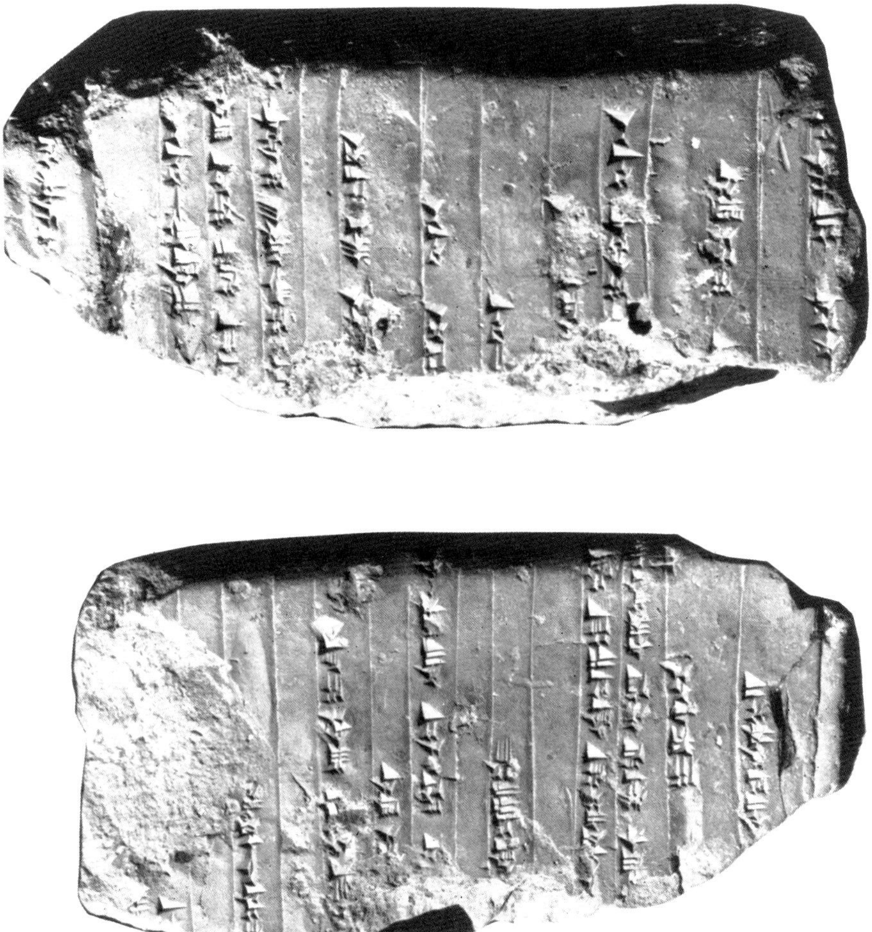

Fragment D 2, Vs., Rs.: 228/n = KBo IX 49

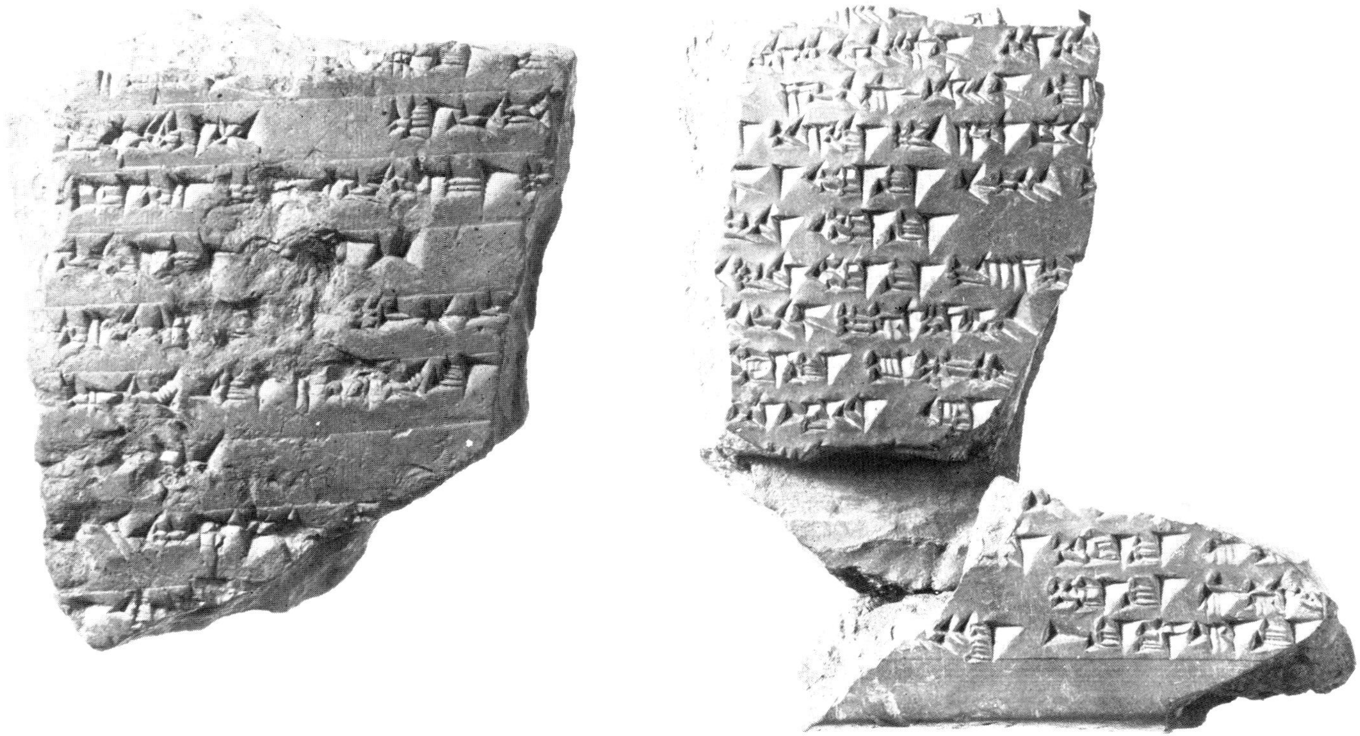

links: Fragment E: 61/a = KUB XXXVII 120
rechts: Fragment J2: 102/b + 571/b = KUB XXXVII 187

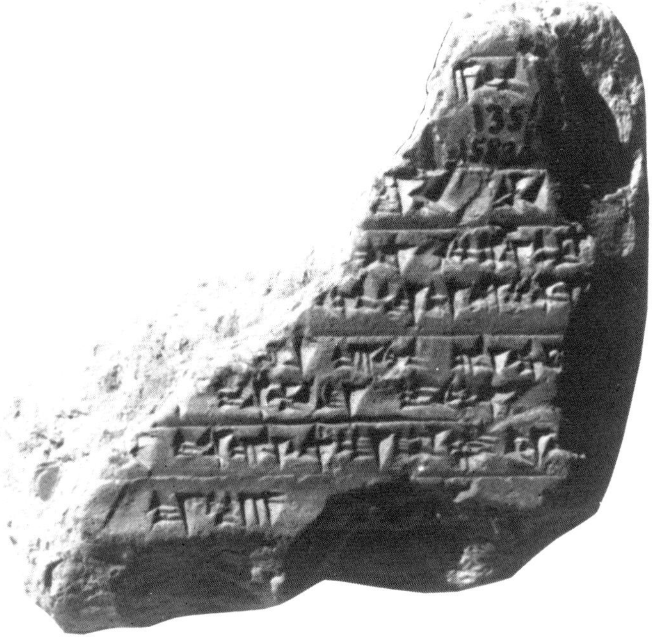

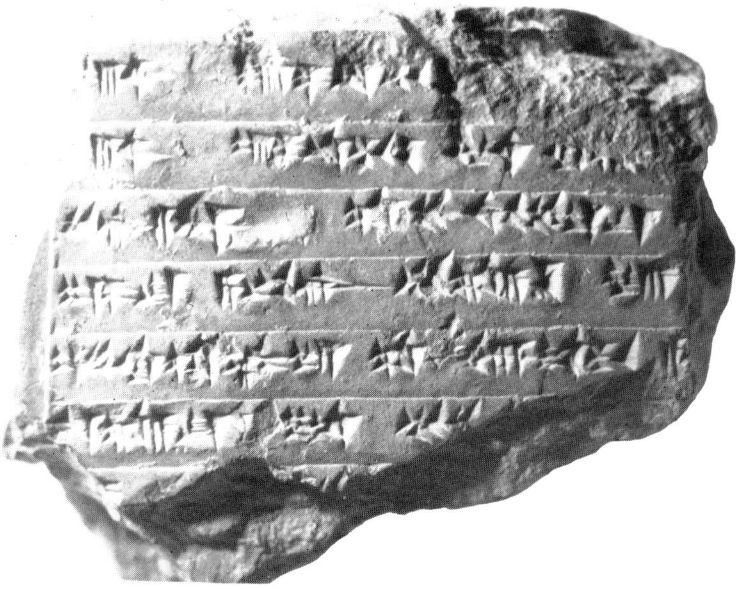

oben: Fragment F, 135/d = KUB XXXVII 191
unten: Fragment J1, Bo 3237 = KUB IV 14

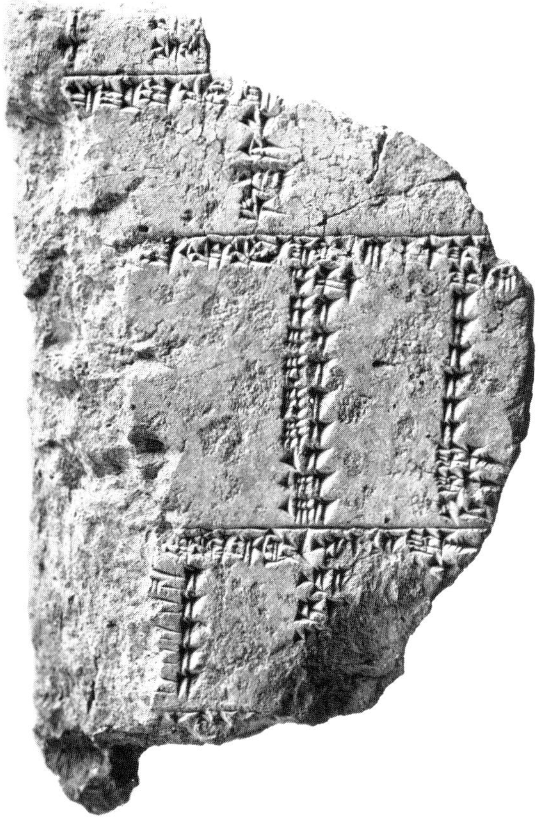

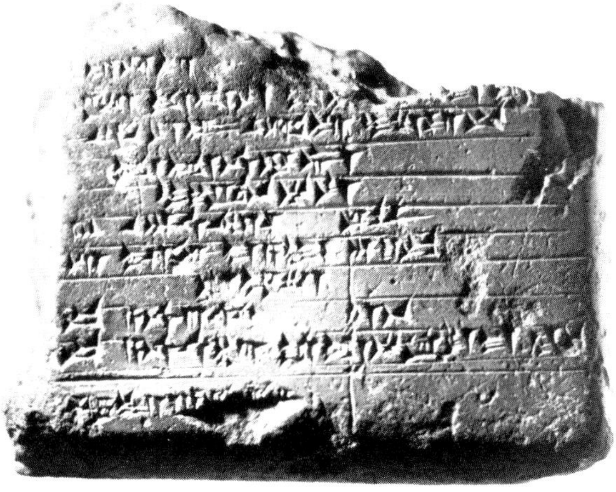

oben: Fragment M, 372/f = KUB XXXVII 189.
unten: Fragment N, Bo 1284 = KUB IV 53 Rs.